技術と売上だけでは、幸せになれない！

お金と人で悩まない
歯科医院経営の原則

Principles of Clinic Management

坂本佳昭

Yoshiaki Sakamoto

クインテッセンス出版株式会社　2022

QUINTESSENCE PUBLISHING

Berlin | Chicago | Tokyo

Barcelona | London | Milan | Mexico City | Paris | Prague | Seoul | Warsaw

Beijing | Istanbul | Sao Paulo | Zagreb

技術と売上だけでは、幸せになれない！

お金と人で悩まない歯科医院経営の原則

はじめに

この本は、「医院を成長させたい」という歯科医師や医院幹部の方のための教科書です。

経営を学ぼうと思いたち、本屋に行くと、経営書籍が山のように並んでおり、あまりの量にどこから手をつけてよいか分からないという思いを抱いたことはないでしょうか。何冊かまとめて買い込み、本を開くことなく、そのままになっていることもあるでしょう。

ではどこから経営を学ぶのかといったときに、教育で困っているから教育の本とか、売上で困っているから売上向上の本という選び方ではなく、経営の原則から学ぶことをお勧めします。あなたは、これまでに経営の原則を学ばれたことがあるでしょうか。

歯科治療には原則があるように、経営にも原則があります。

経営の原則に対する理解が低いまま、事例やノウハウを学び、医院に導入しても、一瞬効果が出た後、同じ問題が繰り返されます。そのことを当の本人が痛感しています。

私の知る限り、この業界で展開されている経営学は、開業医の個人的な体験談や大企業でないと通用しにくいＭＢＡ理論をもとにコンサルタントの立場から書かれたものが多く、歯科医院で通用する経営の原則について真正面から切り込んで書かれたものは、これまでに存在してこなかったのではないかと思います。

私はホワイトエッセンスというブランドで、約２５０軒の歯科医院が加盟する審美歯科チェーンの社長をしています。加盟院と物販を合わせた総売上高は54億円になります。

ホワイトエッセンスはホワイトニングを販売している会社という認識の方もいらっしゃいますが、ホワイトニングは私たちのブランドが取り扱うメニューの一つであり、実際には教育からマーケティングに至るまで様々な経営支援を行っております。

加盟している医院の平均売上は2億円です。

また年間売上1億円の医療法人の平均利益が600万円なのに対し、加盟院はホワイトエッセンス部門だけで、利益が平均で800万円あります。黒字化している加盟院の割合は94%です。

私は売上よりも利益を重視しています。どれだけ売上が上がっても利益が残らなければ意味がないからです。さらに利益よりも、どれだけ院長依存から脱却でき、医院が組織として成り立つようにできるのかを重視し、その経営支援をしています。

ただし、どんなに高度で使い勝手のよい経営支援があったとしても、実行するのは院長先生自身であり、院長先生の実践度で成果は異なります。

私は、自ら医療法人社団行智会の立ち上げと運営に携わり、開業して7年目には売上高5億円を達成しています。勤務医や歯科衛生士のマネジメントの大変さに加え、モンスターカスタマーからの理不尽なクレームも実体験してまいりました。

さらにこれまでに千人以上の開業医や開業を志す勤務医の経営相談に乗ってまいりました。

売上規模で30億円ある開業医から、月々の生活も成り立たない開業医まで幅広く対応してまいりました。

歯科の経営コンサルタントの方から、経営コンサルタントを依頼されたこともありますし、海外の総合病院から招聘されて、経営講義も行ってまいりました。

以上のような企業経営、歯科医院運営、コンサルティングという3つの経験を通して、私は個人的な体験談や机上の空論ではなく、歯科医院を成長させていくうえで必要不可欠な要素や因果関係がハッキリと見えてくるようになりました。

そこで経営の原則を踏まえながらも、これまでに歯科界ではあまり語られてこなかった経営理論について、臨場感を持ってお届けできるのではないかという思いが自分の中で次第に強くなり、2018年末よりホワイトエッセンスに加盟されている院長先生向けに、経営講義を定期開催してまいりました。

この講義を通じて、わずか3年間で売上が5倍以上になった医院、幹部が次々と育ち院長依存から脱却できた医院などが誕生しました。

また診療だけでなく、「経営が面白くなった」という声もたくさんいただきました。

本書は、その講義内容を活字に起こし、再編集したものであり、経営の原則に基づき歯科医院が成長していくための戦略を分かりやすく解説しています。

第Ⅰ章では、歯科医院経営に関係性が深い「時流の変化」を解説しています。

第Ⅱ章から第Ⅷ章にかけては「経営と組織づくりの原理原則」に基づき、様々な経営課題に対する解決策はもちろん、未来のために何を決断していけばよいのかについて思考を広げたり、深めたりできるよう鳥の目、虫の目、魚の目で網羅しています。

第Ⅸ章は、あなたにとっての経営の正解を表現、実践していくための「経営計画のつくり方」について解説しています。

第Ⅰ章から第Ⅷ章までは経営計画書を作成するために必要な知識でもあります。

最後の第Ⅹ章の「成長できるストーリーの法則」は、様々な物語の事例を経営の原則に置き換えて解説させていただいており、本書の理解を深めるうえで役立ちます。

開業をご検討の勤務医から、売上10億円以上の規模の院長先生に至るまで応用、活用できるよう工夫して執筆いたしました。また幹部教育の教材としても活用できます。読み返す度に新たな気づきを得られることと思います。

なお、歯科医院経営が学べる動画サイト（https://we-movie.socialcast.jp/）で、この講義のダイジェスト版動画を無料にて視聴できますので併せてご活用ください。

目次

第Ⅰ章　歯科医院を取り巻く時流の変化……9
第Ⅱ章　経営の原則を医院経営に落とし込む……29
第Ⅲ章　医院規模の拡大戦略と生存戦略……71
第Ⅳ章　院長依存から脱却する組織づくり……105
第Ⅴ章　人材育成と採用の原則……155
第Ⅵ章　マーケティングに強くなる……181
第Ⅶ章　経営数字に強くなる……207
第Ⅷ章　院長の時間の使い方……231
第Ⅸ章　医院を成長させる経営計画のつくり方……241
第Ⅹ章　成長できるストーリーの法則……271

第Ⅰ章　歯科医院を取り巻く時流の変化

■人口減が医院経営を大きく変える

100%予測できる未来があります。それは人口推移予測です。

日本は戦後7千万人だった人口が、2007年には1億3千万人へと、2倍近くに増加しました。人口増の時代は、上りエスカレーターに乗っているようなものです。昨年と同じことを行っていても、人口が増えている分、患者数が伸び、人材の採用も簡単でした。

しかし2009年から人口減が始まりました。下りエスカレーター時代への突入です。人口減の時代は、昨年と同じことをしていると売上が減少したり、人材採用ができなくなっていきます。

64歳以下の人口は2000年の1億5百万人から2040年には7千万人にまで減ります。東京、愛知、京都、大阪、福岡を合算した人口が消滅するのです。それも毎年均等に減少するのではなく、年を追うごとに加速度的に減少していきます。歯科医院のように患者様の獲得や人材採用を周辺人口に依存する業種は人口減が医院経営をきわめて難しいものにしていきます。

以前は典型的な勝ち組であった地方のロードサイドのファミリー対応歯科医院は、年を追うごとに集患や採用が難しくなっていきます。地方は人口の減少率が激しいうえに、世帯構造が変化し、子供なし世帯が増えているからです。夫婦子供あり世帯が、2000年の4割から2040年には2割に減少し、代わって単身世帯が4割にもなります。

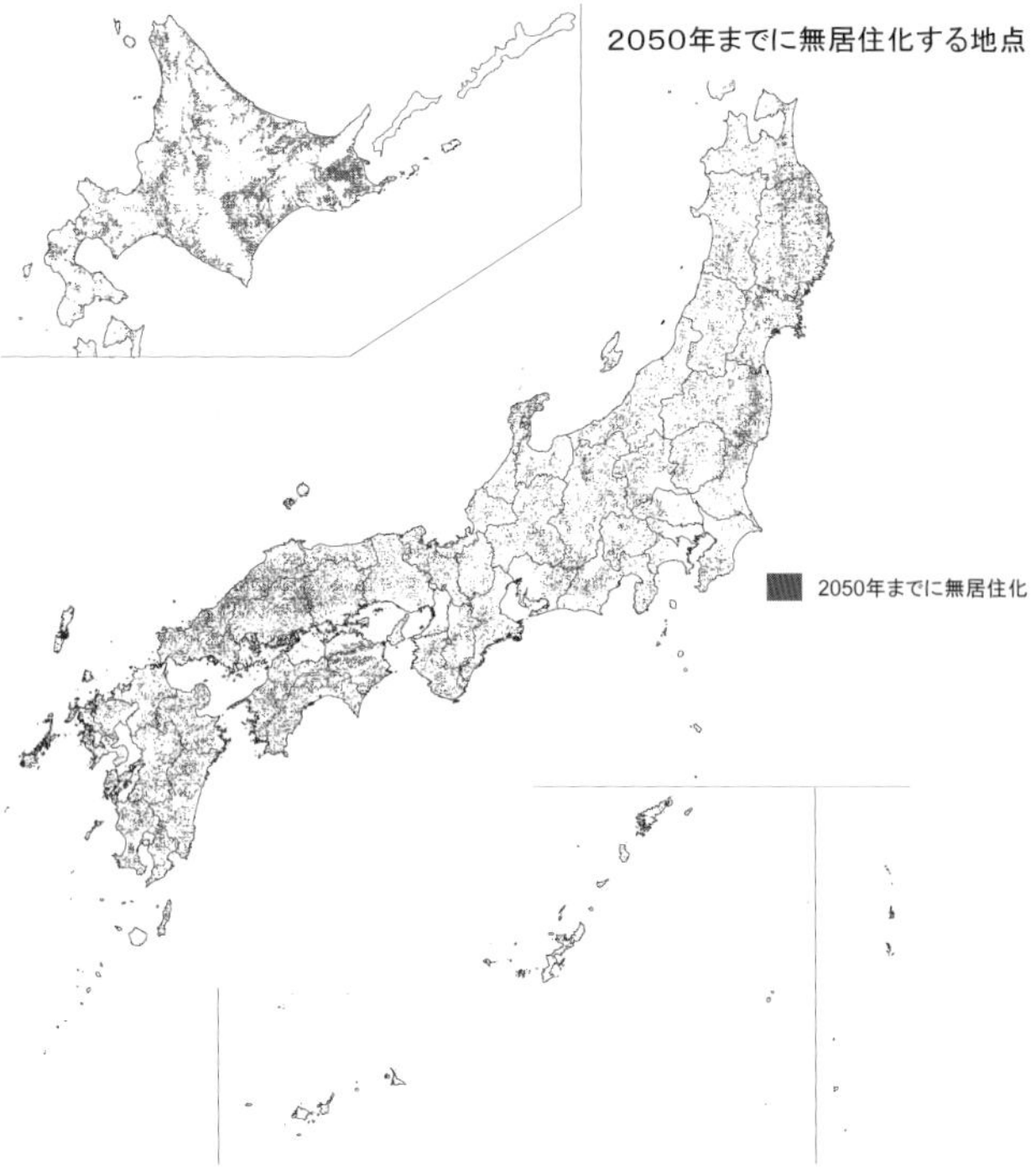
2050年までに無居住化する地点
2050年までに無居住化

国土交通省国土政策局「国土のグランドデザイン2050参考資料（平成26年7月4日）」より引用

上記は２０５０年、国土交通省の未来予想図です。着色は人がまったく住まなくなる地域です。２０４０年には、空き家率が43％にも達し、地方自治体は今の１７００から半数近くの９００にまで減ると予想されています。

人口が減ると、経営のルールが大きく変わります。

人口増の時代は経営者の立場が労働者よりも強かったのですが、人口減の時代は、経営者よりも労働者の立場が強くなります。

今後はこれまで以上に人材の採用・定着・育成が難しくなります。

本書では人口減の時代に持続的成長を実現できる戦略について解説してまいります。

■人口減で起きる医院の競争激化

人口減が進むと、競争が激化し、小規模な組織の生き残りが難しくなります。

昔は、夫婦で経営している個人商店が数多く存在しましたが、今日では個人商店が激減し、地方の商店街はシャッター通りと化しています。

歯科医院も大型医院に患者様と人材が集中し、ユニット3、4台の小規模医院は患者様の獲得と採用が今後さらに難しくなっていきます。

厚生労働省の調査によると、個人の歯科医院数は2004年の5万7千軒をピークに、2019年の時点で5万3千軒と4千軒が減少しました。

一方で歯科医療法人は、1990年の2千4百軒から、2019年には1万4千8百軒にまで増えました。30年前の全国の歯科医院数に占める医療法人の割合はわずか5％未満でしたが、今日では21％に達します。

売上も個人医院は減少傾向にあります。2001年当時は売上平均で5千万円でしたが、2020年には4千百万円と2割も減少しています。

2021年は、新型コロナウイルスの影響が大きく、個人医院の売上は前年比でマイナス8・4％と大きく落ち込みました。

逆に歯科医療法人は売上が増えています。2000年当時、7千万円台の売上平均でしたが、2019年には1億433万円となり、4割の増収となっています。

本来、歯科医院の業態構造は、小規模でも生き残りやすいといえます。

歯科医師の資格者でないと経営ができず、保険診療制度があり、商圏（診療圏）が狭いため、一般企業よりも競争が激しくありません。それでも法人と個人でこれだけ格差が生じているのです。

今後も規模が小さな医院は減少・減収し、規模が大きな医院が増加・増収していくことは間違いありません。そして、その格差は年々広がっていきます。

なお大型歯科医院でも採用や定着が難しくなっています。

それは一般企業に人材が流れているからです。歯科衛生士学校の教員は次のように嘆きます。

「卒業生の多くは、最初に歯科医院へ就職するものの、転職の際に歯科医院ではなく一般企業に行ってしまう」

先進国では賃上げの圧力があり、アメリカニューヨークのウエイトレスの最低時給は1700円を超え、チップを含めると3千円を超えます。日本でも都市圏では飲食店の時給で1500円を出すところが増えてきました。当社の事務のアルバイトも平均時給で1500円です。

若者が都市部に移動し、地方はますます過疎化するとともに、都市部でも十分な賃金を払えない組織は経営が難しくなります。

人材獲得のライバルは近隣の歯科医院ではなく、待遇と教育体制が整った一般企業なのです。

■生活者の歯科医院に対するニーズが変化している

20世紀の末まで時間を巻き戻します。

1995年に皆さんは何歳で、何をされていましたか。

すでに開業されていたという先生もいらっしゃれば、勤務医だった、学生だった、子供だったという方もいらっしゃるでしょう。

世の中はバブル経済が崩壊し、日本経済は出口のないトンネルの中であえいでいましたが、歯科医院はそれほど影響を受けていませんでした。保険診療だけで、普通に経営していけた時代であり、スタッフの採用や定着で困っているという院長先生はあまりいらっしゃいませんでした。求人誌に案内を出せば、すぐに応募が来ましたし、人手不足でどうにもこうにも困るということがなかった時代です。

そして現代に戻ります。文部科学省の学校保健統計調査によると12歳児の虫歯の本数は1995年当時の3・7本から、2020年には、0・68本にまで減少しています。

歯周病に関しても、8020の達成率は11%から51%へと増えました。高齢者以外の歯周病罹患率も毎年右肩下がりで減少傾向にあります。厚生労働省では、今後衰退する歯科の3分野として、小児、保存、補綴を挙げています。今後も虫歯や歯周病治療、補綴、小児歯科を診療報酬の柱にしていくと、将来的に衰退していく可能性が高いでしょう。

予防歯科は日本の歯科医院や歯科企業の間でブームになっていますが、様々な調査の結果、

「歯科医院で予防歯科を受けたい」という、国民のニーズはほとんどありません。

検索人気キーワードが分かるグーグルトレンドというツールを使って、予防歯科、インプラント、ホワイトニング、歯列矯正、歯周病などの歯科メニューキーワードで、検索ボリュームを比較してみてください。

予防歯科はあらゆる歯科キーワードの中でダントツの最下位です。しかも地を這うような検索ボリュームの低さです。冷静になって考えれば分かることですが、日本では一般の医療機関にも自ら自費で検診や人間ドックに行く人はまだまだ少ないのが現状です。

北欧における予防歯科の定着は政府の政策による賜物です。

一方で成長している分野は訪問診療と審美歯科です。

高齢化社会の中、訪問診療はニーズがある一方で、人材の採用と定着に経営課題があります。そして施設への営業活動が必須です。またコロナ禍の影響によるものと思われますが、厚生労働省の調査では、２０２１年に訪問診療は前年比で11％ほど、売上が落ちています。審美歯科に関しては、ホワイトニングのニーズが最も高く、次に歯列矯正です。

デントウェーブドットコムによると、２０２１年新型コロナウイルスの感染拡大時期に行った開業医の調査で、最も患者数が減少したのは保険診療で53・8％、次に歯周病治療の10・3％となっている一方で、最も減少が少ないのはホワイトニング１・７％、次いで小児４・３％、矯正６・０％となっています。

審美歯科での成功は、技術力はもちろんですがマーケティング力が必須です。

■機械化・AIによるテクノロジーの進化と医院経営

資本力のある企業は、人口減少で採用が難しくなっていく時代に、AIや機械化の推進によって、誰でもできる単純労働作業を社員には極力させず、生産性を上げるとともに、人材の定着率を上げていくようにしています。

飲食店の大手では自動配膳ロボットの導入が進んでいます。

将来、コンビニエンスストアやスーパーは完全無人化になると予測されており、すでにそのような店舗も存在しますが、歯科医院でも従来型の受付の仕事がなくなっていく可能性が高いでしょう。数年前は珍しかったスーパーのセルフレジが今では当たり前です。歯科医院でも患者数が多い医院を中心に会計のロボット導入が年々増えています。

今後、配送はドローンにより無人化になっていくといわれていますが、歯科医院においても車の自動運転の普及により、訪問診療の効率が上がることでしょう。

美容院では大手チェーンを中心に全自動のシャンプー機器やオートドライヤーの導入が進んでいますが、これは人口減による有資格者の採用難に加えて、不愛想だったり、技術が未熟なスタッフよりも、機械のほうが安心するという意識の顧客が増えているからです。また美容師側の労力も軽減でき、一度はリタイアした美容師が復帰しています。

セブン‐イレブンのコーヒーは機械によるセルフサービスですが、コーヒーだけで売上が2千億円以上あります。

ホテルもロボットが受付するところが増えてきました。

人の手間をかけた接客サービスが高級で、機械やセルフサービスが安物という認識ではなくなってきています。

このような機械化の推進は資本力が必要なため、大型医療法人から先行して機械化が進むことでしょう。

ＡＩは２０４０年には人間と同等の知能になるといわれ、画像認識力が先行しています。Ｘ線、ＣＴ、スキャナー画像などの診断精度は人間がどうあがいてもかないません。

動画での判定能力も進化中で、患者様の表情、仕草、声色などからも、相手の気持ちを把握できるようになり、問診やカウンセリングに応用されていくことになるでしょう。

２０２５年に1千億円の市場規模になるといわれているブロックチェーンは、情報を改ざんできないため信頼性が高く、医療機関においては、その強力な監視網で、カルテを改ざんできず不正請求や保険指導が今まで以上に厳しくなることが予想されます。

患者様のデータは暗号化されて共有されるようになり、そこにＡＩが加わることで、効果的な治療をどんどん学習していくようになり、診断や治療計画が医師個人の経験ではなく、最適な方法を導き出してくれるようになります。

さらにこれをロボットに治療させることで、高度な治療もミスがなくなっていきます。

歯列矯正のＡＩ診断力が高まると、矯正専門医や認定医でなくても、対応できる矯正治療の幅が広がっていくことになります。

■オンライン診療の普及

政府はオンライン診療を推進したい方針です。診療所に通えない高齢者や精神状態の方、また疾患によってはオンライン診療のみで完結する場合があることに加え、オンライン診療によってかかりつけ医の普及が進むという考えです。

しかしオンライン診療を行ったことがある医療機関は2021年現在で6％しかなく、歯科医院ではもっと低い割合になります。オンライン診療が普及しない理由は対面に比べて保険点数が低いことにあります。また院長先生が一人で忙しく診療している医院の場合は診療が中断されてしまうことなども影響しています。

2022年には政府の方針によりオンライン診療の初診恒久化が決定されました。初診のオンライン診療はかかりつけ医が行うのを原則としていますが、かかりつけ医でなくとも医師―患者間で映像を用いたリアルタイムのやりとりを行い、相互に合意した場合は可能です。ネットでの事前問診やオンラインチャットを活用することで、患者様の事前情報を入手でき、オンライン診療の生産性を上げることができます。

オンライン診療の保険点数は対面よりも低いため、自費で通販向きのものがふさわしいといえます。医科でいえば、AGA薬剤、ED薬剤、ピル、美容皮膚クリームなどです。

歯科におけるオンライン診療ですぐに思い浮かべるのは、予防歯科における口腔衛生指導ですが、オンライン診療を通じて口腔衛生指導を受けたいという患者様は極端に少なく、口腔衛生指導は医科のオンライン診療のように薬などのモノの販売を前提としたサービスではなく役務提供サービスになるため生産性が低く、人件費を考えると赤字でしょう。

歯科医院でのオンライン診療の成功のカギは、審美やモノの介在にあります。

具体的にはマウスピース矯正、ホームホワイトニング剤、口腔粘膜薬、抗生物質などです。当社でも、2020年からオンライン診療を行っておりますが、月次で希望者が増えており急成長の分野です。

オンライン診療を推進していくうえでの課題は広告による周知です。オンライン診療の初診が解禁になっても、未来院者に対し、その存在を告知していくために、十分な広告予算を投下しないと収益増にはつながりません。医科でオンライン診療において成功している医院は、自費中心で毎月広告に1千万円以上の費用をかけています。

また5Gの普及により、通信速度が高速化し、同時接続数も増えることで、高度な診断力を持つ歯科医師が遠隔地の歯科医師に指示を出したり、患者様がまるで目の前にいるかのような感じで遠隔地から診断できるようになります。

当社でも、2020年に受付応対のAIチャットボットを開発、2021年に画像シミュレーションつきのセルフカウンセリングシステムを開発し、実用化しています。

これにより受付やカウンセリング人員の省力化を図るとともに、データベースをAIが学習していくことで、その患者様に合った最適なメニューや関わり方を導き出していけるようになります。

■若者の審美ニーズと見た目重視の価値観の増大

若い女性の審美ニーズが高まっています。ホワイトエッセンスでは、これまでの顧客の平均年齢は35歳でしたが、2018年くらいから20代前半の来院者が急激に増えました。彼女らは自費診療の受診意欲が旺盛であり、相応の予算を来院前から想定しています。

この事態を不思議に思い、顧客インタビューを重ねていったところ、驚くべきことが分かりました。彼女らは手取り給料20万円前後の中から、美容代に月額5万円くらいを使っている方が多く、実家からの通勤者の中には毎月10万円を使っている方もいました。

この年代の女性たちは、その前の世代とは比較にならないくらいに見た目重視の価値観を持っており、SNSで人気なのはイケメン・美女が圧倒的です。

彼女らが美容に投資する理由は、「異性にモテたいから」という願望ではなく、見た目のよさが自信となり、同性からの信頼度に大きく影響するからです。

彼女らに深掘りして質問していくと、洋服、バッグ、コスメ、ネイルなどのようにデコラティブ（装飾的）な美容・ファッションにはあまりお金を使わず、洋服はユニクロやGUで十分である一方で、スキンケア、美容整形、審美歯科など、元からキレイになれる美容への投資を惜しまないことが分かってきました。

美容整形や審美歯科において、毎月の支払いが2万円未満、24回払いまでであればためらいなく決済できるという方も多くいらっしゃいました。

なぜ、このような消費性向が生じてきているのかといえば、いくつか理由があります。

一つは母親の影響です。彼女らの母親世代は40代後半から50代にあたりますが、一世代前の女性と比較すると若々しく、美容に気を使っています。娘であるZ世代の女性たちは母親の美意識に触発されるとともに、母親のスッピンを見て若いころから美容ケアをしておかないと取り返しがつかないことを学びます。

次にＳＮＳの普及です。スマホネイティブの彼女らはＳＮＳを通じたコミュニケーションを頻繁に取ります。ＳＮＳ上では容姿を盛れますが、実物と違いすぎると恥ずかしいという思いから顔隠し派が増える中、元顔のレベルを上げたいという願望があります。

元顔のレベルとは生まれながらの容姿の美しさというよりも、無理のない美容努力の継続によって獲得できたスッピンの美しさであり、それが自信となり、同世代女性からの好感度や信頼度にも大きく影響することを彼女らは実感しています。

化粧には相応の時間を要しますが、美容整形や審美歯科で元からキレイになっておけば朝の忙しい時間を取られません。

いつの時代も流行は若者によってつくり出されます。

人生１００年時代といわれる中で、「実年齢よりも若く見られたい」という気持ちから、経済的な余裕がある50代以上の来院者も増えています。90歳前後の方も審美歯科を求めて来院されます。

審美歯科のニーズは時代の要請ともいえます。

■現代の若者の価値観を知る

いつの時代でもあらゆる欲求の中で、承認欲求が最上位です。なぜならば、辛いと感じるのも、楽しいと感じるのも、そのほとんどは人間関係に起因するからです。

以前は業績連動型の成果主義で頑張れた人が多かったのに対し、今はお金のために頑張れる若者が少なくなってきています。お金は生活できる所得があれば十分であり、SNSを通じて承認欲求を満たしていくといったことを重視しています。お金で心の豊かさを満たせる時代ではなくなりました。

内閣府やリクルート社の調査では、年が若くなるにつれて、人々の社会貢献の意識が高くなっています。仕事を通じて、顧客、チーム、社会のために役立っているという実感が「やりがい」や「成長感」という満足度につながっているのです。

20代の若者は、少子化で一人っ子が多く、家庭では大事にされ、SNSでも「いいね」をもらい続けて育ち、自分が苦手な人とはブロックやミュート機能でかかわらずに済み、就活ではスカウトメールなるものが届くことに慣れたまま社会に出ます。

これまでの世代は、大人になると学生時代の人間関係が途切れがちになり、職場の中で上司と縦の関係を築きながら一人前の社会人へと成長していったわけですが、スマホネイティブの世代は、学生時代の連絡先がスマホのSNSに残るため、人間関係がずっとストックされていきます。仕事の相談も上司よりは昔の友人に行い、友人たちの価値観に大きく影響を受けます。

そのため上下関係が苦手であり、上司に対してはフラットな関係を求めます。そして上の世代の価値観を押しつけられることを嫌がります。

人の悪口をいう人、ネガティブな発言をする人、コンプライアンス意識が低い人を嫌います。不倫、パワハラ、脱税に関する追及が近年において非常に厳しくなったのも、貢献感と公平感が強い若者の価値観が全年代に広まっているからといえます。

また自分が叱られたり、否定されることに対する耐性が著しく低い傾向にあります。

スタッフの前で、ほかのスタッフや患者様のことを悪くいったり、スタッフにネガティブな発言をする癖がある院長先生は、スタッフの定着率を大幅に下げてしまいます。

このような自覚がある院長先生は大いに改善が必要だと思います。

若者の意識をもう少し掘り下げていくと「貢献したい、でも自分に自信がないし、何をすればよいのか分からない」という答えが大多数です。このことから若者の社会貢献への意識は、自信のなさからくる逃げなのかもしれません。

専門家の中には、日本の若い世代は厳しい現実を直視せず、自分が見たいもの、聞きたいことにしか共感できない心理が働いているのではないかと指摘します。ただたくさんの若者たちと会話してきた中で社会貢献を第一に考えている若者が多いというのは間違いなさそうです。

自信をつけさせてあげること、貢献できているという実感が得られるための道筋を描いてあげること、それが現代の上司の役目といってもよいでしょう。

■女性の働き方の変化が医院経営にもたらす影響

医院経営をしていく中でのお悩みの一つに女性スタッフの結婚、妊娠・出産による退職があると思います。実際に歯科衛生士の退職理由の調査では、1位が職場の人間関係、2位が結婚、3位が妊娠・出産となっています。

ところがこれを当たり前と思わないでいただきたいのです。一般企業の女性社員の退職理由は、歯科医院と異なります。妊娠・出産が5位、結婚が11位です。私の会社でも、経営者の知人の会社でも、結婚や妊娠・出産が理由で退職した社員はこれまでほとんどいません。でも歯科医院ではとても多いのです。

「それはなぜか」と考えたときに、一つには院長を信頼できなくなったという本音を隠すために結婚や妊娠・出産を建前として挙げていることもありますが、もう一つは院長先生とスタッフの両者が女性の働き方に関する時流の変化をご存じないことが理由だと推察します。

１９８５年に、結婚や妊娠・出産の適齢期である20代後半から30代の女性が働く割合は３割でしたが、２０１５年には2倍の6割となり、２０２６年には8割を超えます。

そして内閣府の発表では、30代の女性で年収４００万円以上を稼ぐ女性の未婚率は8割を超え、年収３００万円台の女性でも未婚率が65％です。結婚や妊娠・出産はとてもおめでたいことなのですが、歯科医院の平均的な結婚や妊娠・出産に関わる退職率の高さは、世間一般とは大きく異なっています。

女性の社会進出が進んでいる理由として、老後の不安が挙げられます。年金とは別に老後に必要な資金が3千万円といわれる中で、将来は年金の受給開始年齢がどんどん遅れていく可能性が高いといわれています。女性が「正社員として産休と育休を取り、その後フルタイムで復帰した場合」と「最初は正社員として働き、出産後はパート」のパターンを比較すると、歯科医院の女性スタッフは後者の割合が多く、前者の生涯年収が2・3億円に対し、後者は6千万円と、1・7億円も低くなります。

国税庁の民間給与実態統計調査によれば、30代前半の男性の平均年収はこの23年間で513万円から、458万円にまで低下しており、女性が出産後に扶養の範囲内ということで、年収100万円くらいをパートで稼いでも、世帯年収で500万円台にしかなりません。この年収では、子供がいた場合、老後に必要な資金を貯めることはほぼ不可能で、子供を大学へ進学させることは難しいでしょう。

内閣府が平成26年に調査した、女性が仕事を選ぶ際に重視していることランキングでは、ダントツ1位の61%は、「勤務時間」「勤務場所」「給与」などの条件ではなく、「やりがい」です。やりがいをどこで感じるのか、人それぞれですが、2021年に実施した学生が就職先を決める調査では「社会貢献度」がトップです。社会貢献ができる仕事と実感することこそが、やりがいの中心を占めることになるでしょう。

したがってスタッフには現代女性の働き方を教育するとともに、「我が医院とあなたの仕事はどう社会に貢献していくことができるのか」を採用面接やミーティングなどの場で、相手が臨場感を持てるよう表現し、繰り返し伝えていくことが重要です。

■女性のほうが男性よりもリーダーに向いている

歯科医院のスタッフの多くは女性です。男性の院長先生で女性スタッフとの間に信頼関係を築くことが苦手な方は、少なからず男尊女卑の考えを無意識に持っていたり、女性スタッフをどうせ結婚や出産までの腰掛けという意識で見ている傾向にあります。

一般企業では女性が結婚、妊娠・出産を理由に退職することは少ないということを前項で紹介しましたが、現代は、女性の管理職が当たり前、女性の社長が当たり前、女性の大統領が当たり前の時代です。

２０１９年にゼンガー・フォークマン社が行った調査では、女性のほうが男性よりも上司としての資質が高い傾向が見て取れます。有能なリーダーと無能なリーダーを分ける能力の19項目中、17項目で女性は男性よりも評価されています。

「イニシアチブを取る」「再起力」「自己開発」「結果を出す意欲」「誠実さ・正直さ」「他者を育成する」「問題の解決・分析」など、女性は男性よりも高く評価されました。男性が優れているのはわずか2つ、「専門家またはプロとしての知識」「戦略的視点を養う」だけです。

なお女性のリーダーに自己評価をしてもらうと、厳しい自己採点をつけることが示されています。女性リーダーは、自分が思っているよりもはるかに有能である一方、男性リーダーは自信過剰で、実際よりも自分は有能だと思い込んでいる可能性がきわめて高いと指摘されています。

女性リーダーは年齢を重ねるほど、自信が増し、40歳で男性と同等になります。60歳を超えると、男性の自信が低下するのに対し、女性の自信はさらに増加します。

これらの発見から女性は男性に比べ、求人に対して応募要件の大部分を満たしているという自信がなければ、応募する可能性が低いことが分かっています。

男性は、新しい職務に就いてからでも自分に欠けているものを体得できると考える傾向が強く「大した差はない」と自分に言い聞かせます。

これに対し、女性は不安に感じる傾向が強く、そのような状況に進んで身を置こうとしません。求人広告や採用面接では「あなたならできる」というメッセージが大切です。

リーダーシップの研究者たちの間で、女性は若いときに自信がないことが動機となって、もっとイニシアチブを取り、打たれ強くなり、他者からのフィードバックを受け入れようとする意欲につながり、それらが長期的に、リーダーとしての有能性を高める要因となっているのではないだろうかと推察されています。

女性が有能なリーダーになるうえで彼女たちの足を引っ張っているものは、能力の欠如ではなく、機会の欠如であり、機会が与えられれば、女性は男性と同様に高い職位で成功を収めることができるとしています。

そのためにも上司は女性をもっと励まし、当人の有能さを信じさせ、キャリアのより早い時期に昇進を求めるよう、後押しすることが必要だと締めくくっています。

歯科医院は女性が多い職場であり、よいリーダーを育成しやすい環境なのです。

第Ⅱ章　経営の原則を医院経営に落とし込む

■経営の原則とは

「我々は医療人なので経営よりも、もっと大事なものがある。それは医療だ」という意見があります。では医療とは何でしょうか？

公益社団法人全日本病院協会（全日病）は、次のように医療を定義しています。

「医療とは、診療のみならず、医療機関で行なうすべての業務をいう、すなわち、経営・組織運営を意味する」

医療において、診療は一つの要素であり、診療に加えて、経営と組織運営の3つができてこそ初めてよい医療を提供できるということになります。

では「経営」とは何でしょうか。**『経営とは、経営TOPのビジョンを叶えるために、経営資源（ヒト、モノ、カネ、時間）の継続投資を繰り返す』**ことをいいます。

経営の出発点は、経営TOPである院長先生が成し遂げたい将来イメージである「ビジョン」にあります。

次に「経営資源であるヒト（人材）、モノ（設備）、カネ（資金）、時間をどんな順番で、どれだけ投資すればビジョンに近づけるのか」ということになります。

経営資源であるヒト、モノ、カネ、時間は、どんな組織でも常に不足しています。

経営知識は、限りある経営資源をどんな順番で、どれくらい投資していけばよいのかを適切に判断するために必要です。

そして経営は知識よりも、行動のほうが圧倒的に重要です。

「歯科大で経営を教えてもらえなかった」と嘆く院長先生がいらっしゃいますが、経営学部の出身者やＭＢＡ取得者が起業して成功できるかといえば、まったくそのようなことはありません。歯科臨床は、学問での知得とは異なり、体得することで初めて理解でき、成果が上がるように、経営力も行動によって身につくことがほとんどです。

では、診療、経営に続き、医療を司る最後のピースである「組織運営」における組織とは何でしょうか。

『組織とは、経営ＴＯＰのビジョンを叶えるために、役割が決まっていて、手伝いが不要な分業の仕組みを持つ集団』をいいます。

分業の仕組みをつくり上げることで、院長依存から脱却し、チームとしての成果を高めていくことができるようになります。

桃太郎は経営的によくできた物語です。

桃太郎のビジョンは鬼をやっつけて村を平和にすることです。経営資源であるキビ団子で、犬、サル、キジを味方につけて、キジが鬼ヶ島を偵察し、身軽なサルが鬼ヶ島の城門に登り門を開ける。犬がザコ鬼をやっつけ、桃太郎がボス鬼をやっつけるという役割分担が明確であり、分業化されています。

■歯科治療と経営の流れは同じ

歯科治療と経営の流れはほぼ一緒です。経営でつまずいたとき、分からないときは「歯科臨床でいえばどこに該当するのか」と考える癖をつけてください。

経営の体系は、『理念・ビジョン』→『方針』→『ＰＤＣＡ（計画・実行・評価・改善）』となります。

理念は変わることがない目的であり、判断基準となるものです。気をつけたいのはきれいな言葉で経営理念をつくっても、行動が理念と異なっていれば周囲から失望されてしまうことです。例えば「質の高い歯科医療」といいながら保険メインでスタッフ教育に時間をかけておらず、「地域貢献」といいながら税金をあまり支払っていないなどです。

ビジョンは理念に基づき、院長先生が心の底から実現したい未来像です。

ビジョンは、院長先生の成長や心境変化とともに変化していきます。

最初は理念よりも変化するビジョンを明確にするほうが現実的です。

理念はビジョンを追いかける中で後から自然と固まってくるものであり、一生見つからなくても恥ずかしいことではないといわれています。

そして理念やビジョンに基づき、方針が決まります。

診療方針では、「患者様への説明と同意を徹底する」とか、「安全で安心な医療の確保に最善の努力を払う」など、医院メンバーが守るべき行動指針が示されます。

そのうえで、ＰＤＣＡを回していきます。治療計画を立て（ＰのPlan）、治療を行い（ＤのDo）、Ｘ線などで予後を評価し（ＣのCheck）、治療計画を改善していくとともにホームケアの動機づけもしていく（ＡのAction）となります。

経営も同じようにビジョンや方針を明らかにしたうえでＰＤＣＡを回していきます。ＰＤＣＡの出発点であるＰは経営計画であり、経営計画書の中でビジョンや方針を明らかにします。そして経営計画書どおりに実行し、計画との乖離を評価して改善していきます。

治療計画や予後の検証がない診療が対処療法になってしまうように、ＰＤＣＡを回さない経営は、目先の業務や数字に追われたり、人が育たず定着率が悪い状態が続き、やがて院長先生は疲弊していくようになります。

経営計画は数字計画ではありません。売上や利益などの数字は理想の医院をつくる手段でしかなく、燃料のようなものです。経営計画の9割は、理念・ビジョン・方針など言葉で表現されます。

目標は、ビジョン達成のためのマイルストーンであり、5年後・3年後といった中期で設定します。今の売上利益や経営資源の延長線上で考えるのではなく、中期的に考えることで「もし×××が叶ったら」と、ワクワクできる目標設定がしやすくなります。中期をイメージできない場合は1年後に目標を設定します。また目標は売上利益以外に、患者様満足度の指標となる治癒率、患者様アンケート点数、リコール率なども設定したほうがよいでしょう。

■医院経営は、院長先生のビジョンを叶えるために行う

経営は院長先生のビジョンから始まります。

ビジョンとは、経営TOPである院長先生が成し遂げたい将来イメージであり、ビジョンを言葉で発すれば、本人も聞き手も明るい将来イメージが視覚でパーッと見える。それが理想的なビジョンです。

ある院長先生は開業して15年、次のようなことをつぶやきました。

「せっかく夢を抱いて開業したのに、気づいてみたら診療報酬に追われ、正直マンネリ化している。当初は、売上1億円を突破したら幸せになれると思い、がむしゃらに頑張ってきた。しかし1億円を突破しても、忙しくなっただけ。手元に残るお金は少ない。スタッフの勤務態度に問題があっても、辞められると医院が回らなくなるため、我慢・忍耐・辛抱の日々」

こうなってしまう理由。それは、ビジョンを見失っているからかもしれません。

経営の名著『ビジョナリー・カンパニー』では、「経営において、リーダーの一番の責任とは、明確なビジョンを生み出し、社員と共有し、そのビジョンへのコミットメントと精力的な取り組みを促すこと」としています。

人は何歳になっても、今日よりも明日のほうが成長していたい生き物です。

仕事はあくまでも人生の一部でしかありません。

ビジョンは院長先生の人生の価値観やテーマと一致している必要があります。

自分の人生のビジョンが見えないと、経営のビジョンが見えてこないのです。

あなたは何歳まで働くつもりでしょうか？

それまでに何を成し遂げたいのでしょうか？

誰しもが生を全うするときに、自分は精一杯生きた。少しは世の中の役に立ったと実感したいのだと思います。

お勧めは、毎年、無理をしてでも1週間の休みを取り、人里離れた山奥や海辺の宿に一人で籠ることです。そこで自分の人生と医院のビジョンをひたすら考えるのです。

その1週間は、院長先生の将来にかかわる重要な日々です。メールを遮断し、緊急以外は医院や家族からの電話も受けつけません。

最初の2、3日はソワソワして集中できず、時間が過ぎていきます。

やがて風の音や樹木のにおいが感じられるようになったときに、ようやく自分に向き合い始めることができます。

ビジョンを抱くことで目の前の問題に一喜一憂することなく、思考を未来に飛ばせます。

突発的な問題に直面しても、落ち込んだり、動揺することなく、5年先、10年先の未来を見据え、勇気を持って医院経営をしていけるようになります。

経営は院長先生のビジョンを実現するために行うものなのです。

■ビジョンを明確にする

ビジョンを明確化していくうえで考えるべきポイントは4つあります。

1　院長先生が、心の底から叶えたい願望であること
2　患者様、スタッフ、取引先が共感できる内容であること
3　目指したい組織の形態と医院の規模を明らかにすること
4　時流に適合していること

ビジョンで最も大切なことは、「院長先生が、心の底から叶えたい願望は何か」です。開業したのは、少なからず「自分がやりたいようにやりたい」と思ってのことでしょう。スタッフの顔色を見て「辞められると困る」とか、「借金の返済が大変」など、神経をすり減らすための日々は望んでいないはずです。

そこで自分の願望を明らかにすることが、ビジョン明確化の第一歩なのですが、いざ「自分の願望は」と問われると、なかなか思い浮かばないものです。

そこで2番目に「患者様、スタッフ、取引先が共感してくれるビジョンとは何か」を考えます。「自分がやりたい診療だけをしたい」「お金持ちになりたい」「自分と家族の幸せが優先」「自身の承認欲求を高めたい」「ラクをしたい」「現状維持でいい」など利己的な願望の場合は、患者様、スタッフ、取引先からの共感が得られません。患者様、スタッフ、取引先も相手を選ぶ

権利がありますから、利己的なビジョンだと周囲からの協力が得られにくくなります。

一方で周囲から共感される利他的なビジョンを目指すことで、優秀な人材を採用しやすくなります。優秀な人材ほど、貢献感を持っているからです。

3番目に目指したい組織の形態と規模を明らかにします。

組織の形態は、次項から解説する生業経営、家業経営、組織経営の3種類の中から、それぞれの長所と短所を理解したうえで、自分の目指したい組織像を選択します。

そして目指したい医院の売上規模をイメージします。規模感が決まると、ビジョンがクッキリと浮かびやすくなります。

規模の拡大については、「第Ⅲ章　医院規模の拡大戦略と生存戦略」で詳しく解説します。

そして最後に目指すべきビジョンは、時流の変化に即している必要があります。

いくら院長先生が心の底から叶えたい願望であっても、人口の減少、働く人々の意識変化、法律の改正、歯科ニーズや疾患の変化、テクノロジーの進化など、時流変化に適合していないと成果が出ません。そこで第Ⅰ章では時流の変化について解説させていただきました。次項からビジョン明確化のうえで参考になる、目指したい3種類の組織形態について解説していきます。

■生きるためか、理想の技術を追求するためか、「生業経営」

組織の形態を類型化すると、生業経営、家業経営、組織経営の3種類になります。

まずは生業経営です。生業経営には2種類あります。

一つ目は「院長とその家族が生きるためにギリギリの利益を求めて行う。医院の規模は現状維持でいい」というものです。

現状維持型の生業経営は人口減の中、患者様獲得や人材獲得がますます厳しくなります。まともな労働者は、成長する組織で働きたいと思うものです。またスタッフに毎年昇給をしないと退職の原因になりますが、現状維持の生業経営は売上が上がりにくいため昇給の原資が確保できません。

そこで生業経営は成長戦略ではなく、生存戦略を取ります。売上は院長先生の加齢とともに徐々に減少していくため、借入を抑制し、なるべく人を雇わず、経費を使わず、売上が下がっても利益が残るようにします。

もう一つの生業経営は、「自分が好きな治療を追求する」という職人型の経営です。

治療技術において「そのこだわりは、果たして患者様が求めているのか」よりも、「同業者からすごいといわれる技術を求めていないか」と考えた際に、ギクッとすれば職人型の生業経営の可能性が高いでしょう。

職人型の生業経営で十分に経営が成り立つ医院はめったにありません。院長先生の技術力の高さはもちろん、カリスマ性が必要です。

経営というのは、自分のこだわりの診療に患者様を合わせることではなく、患者様の要求や変化する市場に自分を合わせていくことが基本です。「自分の技術がすごければ儲かる、患者様は分かってくれる」という幻想を捨てる必要があります。

歌手は、歌唱力が高いから売れるわけではありません。

あの桑田佳祐さんですら、「僕自身は空っぽな容れ物みたいなものでね。市井に浮遊しているものをキャッチしては、自分という空っぽの容れ物にポンポンと詰め込んで、世の中を呼吸しながら作品を紡いできたという感じ」といっています。エジソン、スティーブ・ジョブズ、手塚治虫、黒澤明、彼らのような天才ですら、顧客から評価されているかを人一倍気にしたそうです。

職人型の生業経営の最大の問題は、スタッフの離職率が高くなることです。院長が求める技術基準が高くついていけないのです。

また患者様の獲得も苦労します。治療技術にすごくこだわり、しかも自費で支払える患者は、多くはありません。「私がよい治療をしてあげるから、お金を持って、わざわざ不便な場所にある我が医院まで来なさい」では通用しないのです。

職人型の生業経営で成功するための戦略は、診療圏の人口が多く、所得の高い人々が住んでいる政令指定都市の一等地に医院を構えるのが王道です。

■「家業経営」における成功と失敗の分岐点

家業経営とは、「経営者とその家族の幸福の追求を目的」として行うものです。

歯科医院は家業経営が多く存在します。生業と比べると家族の幸せのために頑張って働こうというバイタリティが働くため、生業よりも売上が上がりやすい傾向にあります。

一方で、人材の定着と育成は、生業経営以上に悪くなりがちです。というのは、家業経営は他人従業員よりも家族の利益を優先しがちになるからです。家族にはよい暮らしをさせ、子供の教育にお金をかける。一方で世間平均の企業よりも、他人従業員である医院スタッフには教育にお金も手間もあまりかけず、昇給額も少ない。スタッフはそれを敏感に感じ取るため、熱心に仕事をする気持ちが湧き上がりにくいのです。

従業員の立場で考えてみると、家業経営は他人の家で働く使用人という感覚になりがちです。昭和の日本は家業経営が非常に多く存在しました。その時代に家業経営の組織で居心地の悪さを感じても我慢ができたのは、高度経済成長の中で、明日はもっと暮らしがよくなるという期待感があったからです。

最初から家業経営を理想とする開業医は多くありません。しかしなぜ家業経営になってしまうのかといえば、院長先生にとって家業経営は精神的に楽だからです。

院長先生の言動に多少の問題があっても、家族であれば気持ちを察してくれます。家族は他人従業員よりも給料を気にせず長時間働いてくれます。院長が労働基準法や医療法違反をしても家族であれば咎めることがありません。

家業経営の医院で、離職率を下げ、人材育成をしていくうえで必要なのは、家族を優遇しているとスタッフに思わせないことです。

あまり出勤していない家族に正社員並みの給料を支払ってはいけません。

家族従業員には厳しく接し、長時間働いてもらいます。

また経理や人事の仕事を家族にさせてはいけません。経営資源で重要なカネとヒトの仕事を家族に任せるということは、他人従業員を信用していないという証だからです。できれば決算書を全スタッフに開示し、お金の使い道の透明性を理解してもらいます。

なお夫婦仲が悪いと組織風土が最悪になります。ですから家業経営では院長先生が男性の場合、家庭では奥様を大切にします。奥様はスタッフの前では必ず院長を立て、院長批判をしてはいけません。また院長とスタッフとのパイプ役を奥様に任せてはいけません。スタッフと院長間のコミュニケーションが分断され、信頼関係が失われます。

実は上場企業の6割は同族経営です。医院規模を大きくする覚悟があるのであれば、家族の団結力は経営の強みとなります。分院展開による成長戦略を図り、重要ポストに他人従業員を配置します。そうすることで家族感が薄まり、離職率が低下し、人材が育ち、採用も有利になります。

小規模経営は、従業員を全員親族で固めることが理想です。小規模でありながら、家族と他人従業員を交ぜると、閉塞感と不公平感から、離職率が高くなります。

■「組織経営」で、医院規模の拡大を目指す

組織経営は、患者様、スタッフ、社会に貢献していくために、分業化して成果を出すことを目的としています。

組織経営を目指すことで得られるメリットとして、医院規模が拡大しやすい、利益が残りやすく財務体質が強化される、院長の右腕や幹部が育つ、採用が有利になる、人材定着率が高まる、院長先生の自由時間が増えるなど、経営資源のヒト、カネ、モノ、時間のすべてが充実します。

昔は生業経営や家業経営でも通用しましたが、人口減で働き口が多くある今の時代、生業や家業経営は、採用・定着・育成で不利であり、組織経営は人の問題での悩みが大幅に少なくなります。

その代わり、組織経営を目指す院長先生には利他性が求められます。

院長がエースで4番ならば、院長自身は気持ちがよいかもしれませんが、スタッフも自分が人生の主役でありたいと思っています。

院長が主役を手放す覚悟ができたときこそ、スタッフの成長が劇的に始まります。「院長ではなくスタッフが患者様から感謝される」という組織をつくり、「スタッフに必要とされる＝依存させる」のではなく、院長がいなくても医院を成長させられるという自信をスタッフたちにつけさせます。

組織経営の医院へと成長していくためには、院長収入を取りすぎず、私費を経費で落とさず、

しっかり利益を出して、社会貢献である納税を果たします。

そうすることで内部留保が増え、財務基盤が強化されます。

内部留保はすべてを医院に溜め込むのではなく、経営資源のヒト（人件費、教育費、採用費）、モノ（診療機器、設備、建物、駐車場）、広告費や情報収集費などに継続投資をしていくことで、売上だけではなく、利益を増やし、人を育てながら健全に規模を拡大していくことができます。

組織経営の実現には、経営の勉強と診療外に組織づくりのマネジメントをしていく時間投資が必要です。診療に追われ、細かい雑務まで院長が引き受けてしまうと、幹部育成や分業化による組織づくりに時間を割けず、生業経営や家業経営に傾いていきます。

組織経営において、もう一つ重要なのがコンプライアンスの徹底です。

規模が大きい医院ほど、労働基準法、納税、保険請求、医療法などのコンプライアンスを徹底しています。規模が大きいからコンプライアンスを徹底できるのではなく、コンプライアンスを徹底できるからこそ規模が大きくなるのです。

健全に規模が拡大していくと、患者様、スタッフ、取引先などが、どんどんレベルアップしていきます。すると院長先生が一人で頑張らなくても周囲が協力してくれますから、より組織経営がうまくいくようになります。

■経営規模は経営資源の継続投資で決まる

経営の原則に『経営資源の継続投資を繰り返す』とありますが、経営は投資と回収の繰り返しです。

最初に投資があります。そして回収です。投資をしないと売上が増えません。投資額が大きければ大きなリターンが期待できますし、投資額が小さければリターンも小さくなります。

お金が減るのが怖かったり、失敗を恐れて投資ができない院長先生は、医院の競争力が院長先生の加齢とともに低下していきます。それがマイナスの言動となって現れ、スタッフも取引先も不幸にします。本人も勤務医でいたほうが幸せです。

経営者の素養の第一は、頭がよいとか、腕がよいとかではなく、お金をつかうことにビビらないことです。医院を大きくできる院長先生は例外なくお金をつかう勇気があります。

開業のときは誰でもお金を使えます。むしろ開業時から最新の医療機器をズラッと揃えてお金をかけすぎる院長先生が多い傾向にあります。

逆に開業時の投資費用はできるだけ抑え、開業後に継続的に医院にお金をつかい続けることが医院を成長させていくうえで重要です。

時々、ネジが外れているのではと思うくらいに思い切って医院への投資を繰り返す院長先生がいます。ヒヤヒヤしている周囲の目を気にせず、投資を重ね、どんどん規模が拡大していきます。継続投資をする勇気があるだけで、経済的な成功にグンと近づきます。

なぜ勇気を持って継続投資ができるのでしょうか?

それは、ビジョンがある、やりたいことがあるからお金を使えるのです。

ただし、本書で後述する投資の順番を間違えたり、投資回収期間を考えずに投資をしていくと、売上が上がっても、利益が残らず、借金返済に追われます。

税金を払うのがもったいないからという理由で節税したり、売上重視で利益を気にしなかったりすると、利益が残らず、内部留保である自己資金が増えません。

自己資金が少ないにもかかわらず、借金に依存して投資を繰り返していくと、借金返済のために売上を追いかけるようになります。

こうなると、もはや歯科医院経営ではなく銀行への金利返済業です。そして借金返済が終わったときは、目指すものがなく抜け殻のようになってしまいます。

ですから経営においては、売上を上げるよりも、先に利益を残す技術を学ばないといけません。

利益を増やすには、スタッフ一人当たりの生産性を高めることや適切な経費配分をしていくことが必要です。利益を増やすための詳細は「第Ⅶ章　経営数字に強くなる」で解説しています。

なお売上・利益を増やすことは、院長先生の理想の医院をつくり上げるための手段であり、経営の目的ではありません。

■診療と経営　その違いと共通点

診療は失敗が許されませんが、経営は失敗の経験が多い人が勝ちます。
11兆円の時価総額企業をつくり上げた、ユニクロやGUで有名なファーストリテイリングの柳井社長が書かれた書籍のタイトルは『一勝九敗』です。彼のような経営者でも農業や海外出店などで何度も失敗しています。凡人は1勝29敗で当然と思うようにします。

経営知識がまったくなくても、お金の投資や人とのかかわりに勇気を持ち、何度失敗しても、裏切られても心が折れない院長先生は、経営力がどんどん上がっていきます。

漫画やドラマの主人公も大抵は聡明とはいえません。失敗を繰り返し、挫折し、裏切られ、それでも何度も立ち上がり、圧倒的な行動力で周りを味方につけていきながら、本人も成長し、大きな成果へと仲間たちを導いていきます。

一度も失敗せずに長い時間をかけて成果を出した人よりも、失敗だらけの七転び八起きで成果を出した人のほうが早く成長します。自転車も転ばないと乗れるようになれません。

経営を野球に例えると、大事なのは、打率ではなく打席に入る回数です。打席に入らないと絶対にバットに当たりません。実験もトライ&エラーの繰り返しが成功につながります。それが分かると失敗が怖くなくなります。

「経営は失敗の経験が多い人が勝つ」。それが診療と経営の最大の違いです。

一方で診療と経営の共通点は、問題発見をする診断力です。

診療技術が高い歯科医師ほど、口腔内の状態から問題点を把握でき、リスクを予測できます。経営も問題発見力がとても重要です。

「あなたの医院やあなた自身の問題点や課題点はどこにありますか」と院長先生に質問させていただくと、高い成果を出している院長先生ほど「自分はあれもできていない、これも不足している」などの回答が返ってきます。

逆に客観的に見れば問題だらけの医院の院長先生ほど「順調だと思う」と回答します。経営知識がないから、我が医院や院長としての問題点を発見できないのです。

ある歯科医療法人で売上が3億円、スタッフの人時生産性が千円、医院の純資産比率は5％だったとします。このとき、経営知識がなければ「売上が3億円もあってすごい」となります。ところが経営知識がある人であれば、「順調どころか、人時生産性や純資産比率が低すぎて、黄色信号」と答えます。

経営知識を深めることで経営の健全度を測るモノサシを持てるようになります。

また失敗に直面したときに「私は頑張っているのに相手が悪い」とか「騙された」など他責にしないようにします。他責思考の人は同じ失敗を繰り返します。

自分のどこに問題があったのかを自責で考えるようにします。

自分自身の不足点に気づけるからこそ、それを改善することで失敗の繰り返しを防止することができます。また、何でも自分でやらずに不得意なところを人に任せていける経営者へと成長していくことができます。

■成功する経営資源の投資順番とは

診療にはセオリー（定石）があるように、医院経営にも成功のセオリーがあります。あなたはどのような順番で、経営資源の「ヒト・モノ・カネ」を投資していますか。

多くの歯科医院は、「モノ（設備）→ヒト（人材）→カネ（資金づくり）」の順番です。これこそが医院にお金が残らない理由であり、スタッフが育たない理由です。

院長先生が「この診療機器が欲しい」とか、「分院をつくりたい」など、衝動的にモノに投資をすると、今度はヒトが足りないということで、募集をかけます。しかし思うように採用できなかったり、定着しなかったりします。そうすると設備は充実しているのに人材が不足しているため、院長先生はより診療に精を出し、自分が稼いでカネを増やさないと借金を返せないという事態になり、とても不自由な経営を強いられます。

歯科医院経営の投資のセオリーは、「カネ→ヒト→モノ」の順番です。

まずはカネをつくります。カネは自己資金と借金からなりますが、借金体質にならないためにも自己資金を増やす必要があります。自己資金を増やすには、売上よりも利益が大事です。たとえ売上が数億円あっても、利益がなければ自己資金が増えません。医業利益（営業利益）を出し、利益から税金をしっかりと支払って、手元に残るお金を増やしていく必要があります。売上重視や節税して利益を減らしていると、いつまでも自己資金が増えません。

次は、モノよりも、ヒトに投資をします。モノ（診療機器）は、院長が思ったとおりに動いてくれます。一方でヒト（スタッフ）は素直に院長先生のいうことを聞かなかったり、裏切ったり、給料を払っているのに陰口までいわれます。やるせない気持ちになることもあるでしょう。

でもあなたが風邪や腹痛などで、近所の内科診療所に行くとしたら、患者の立場でどちらを選びますか？

A医院は、最新の医療機器がズラリ。その代わりスタッフが覇気なくゾンビのよう。

B医院は、ありふれた診療機器だが、スタッフが活き活き働いている。

生死にかかわる病気でない限り、普通はB医院を選びます。B医院のほうが繁盛します。

高齢化社会の中でニーズがあふれている老人ホームや患者であふれる一般病院。

福祉医療機構の調査では、赤字の施設が老人ホームでは3割、一般病院では4割を超えます。なぜでしょうか。

どれだけ立派な施設をつくっても働く人材の採用・定着・育成ができていないからです。

診療機器や設備などのモノはカネで買えますが、ヒトはカネだけでは買えません。

院長先生の時間を教育や採用に投資していくことが必要です。

人の問題で悩む院長先生が多いのは、自分の時間を診療や技術の勉強ばかりに投資して、ヒトに時間投資していないからです。人材が育てば、その人材が幹部として人材育成のマネジメントを行ってくれます。そういう幹部を育てるためには、院長先生が自分の時間を投資して、組織づくりに関する知識を深め経験を積んでいく必要があります。

■なぜ歯科医院はモノよりもヒトへの投資が重要なのか

歯科医院は産業分類でいうとサービス業になります。サービス業は、設備サービス業、情報サービス業、人的サービス業の3種類からなります。

設備サービス業には、映画館、不動産、駐車場、レンタカーなどがあります。設備サービス業は働いている人材の接遇や技術よりも、設備そのものの品質が重要であり、モノへの投資を優先させることが正解です。

情報サービス業は、IT企業、金融機関、コンサルタントなどがあり、情報の質が決め手ですから、情報投資が要です。

最後が人的サービス業であり、歯科医院、病院、美容院、エステティックサロン、税理士事務所、弁護士事務所、介護サービスなどがあります。人的サービス業である歯科医院は、人材の採用・定着・育成が経営の決め手になります。

常にキョロキョロと売れる歯科メニュー探しをしている先生がいます。臨床セミナーに参加して「イイナ」と思うと、パクッと飛びつきます。人を本気で育てず、ブーム商品で売上をつくってしまった場合、そのブームが終わった途端に売上が激減します。

インプラントに売上の多くを依存し、組織づくりを怠っていた医院は人の問題で苦戦しています。今流行のマウスピース矯正も、人材育成をおろそかにして、技術とマーケティングだけで売上を上げていると、ブームが終わったときに大変なことになります。

商品や技術が替わっても人材は残ります。スタッフが育っていれば、院長先生が新しいことを導入する際に皆、好意的に協力してくれることでしょう。

最高の投資はヒトへの投資です。

院長先生の多くは自分の子供の教育に一般家庭よりも多めの金額をかけます。

それだけ教育投資が重要と分かっているからです。

ところがスタッフの教育にお金も時間もあまりかけないという医院が珍しくありません。

それでいてスタッフのことで悩みが多いとは変な話です。

社会ではロボット化が進んでいます。製造業では、設計などの頭を使う仕事は人間が行いますが、製造工程の多くをロボットが行います。ＩＴ企業もシステム開発などの頭を使う仕事は人間が行いますが、システム開発によって作業の多くが自動化されています。

流通業もレジがどんどん無人化されています。

世の中では頭脳労働以外の作業は、どんどんロボット化され、人件費が節約され、生産性が向上しているため、ロボット化するだけの資本力がある組織は、作業をする人材の採用・教育・育成がそれほど重要ではなくなってきています。

ところが歯科診療はロボットで代替できる箇所が少なかったり、産業規模・経営規模からして高度で高額なロボット導入が難しいため、人的な作業が多く残されています。

そのため歯科医院という業種では、人材の採用や育成にお金と時間を投資することが大切になります。

■経営の全体像を理解する

経営を学ぶ際は、「増収」とか「教育」などの部分的な学びではなく、全体像を理解することが大切です。

全体像を理解するということは、本が本棚に分類整理され、必要なときに必要な情報を取り出せる状態です。経営が部分的な理解にとどまっていると、散らかった本棚のように必要な情報を取り出せず、問題に追われるモグラたたき経営になります。

「教育してもうまくいかない」という院長先生がいらっしゃいますが、教育はビジョン、目標、経営方針、役割分担などと紐づいており、それらが不明確なまま教育だけをしても結果が出ません。

人間の脳には癖があります。自分に都合の悪い情報をシャットアウトします。「自分がこうありたい！」という欲求にあてはまる情報だけを都合よく受け取ってしまいがちです。

今の時代、ネット記事、ＳＮＳ、ユーチューブなど、自分が好きな情報だけが出現するよう最適化されています。それに慣れると本当に必要な情報を知らないまま過ごしてしまいます。

「医院をもっと拡大したい、でもスタッフ教育は面倒」と思っていれば、集客や売上拡大の情報だけに反応し、組織をつくるマネジメント情報をシャットアウトします。

「医院を拡大したくない。現状で逃げ切りたい」と念じていれば、医院拡大に関する情報は不愉快でしかなく、シャットアウトします。

経営の全体像の理解が進むと、必要な情報を逃さず受け止めることができるようになります。今の自分に興味がないことにでもアンテナを立てられるようになるのです。

そこで経営の全体像を次頁に示しています。

体系図の真ん中は、経営の定義である院長の理念やビジョンを叶える経営の順番です。理念やビジョンを出発点として、経営計画にはビジョン・目標・方針、規律、役割分担が明示されます。経営計画をもとにＰＤＣＡが回され、個人面談や教育訓練を通じて人材育成が図られ、評価へとつながります。時々、この順番と逆行して考える院長先生がいらっしゃいます。最初に評価や教育に関する情報を求める方です。経営はすべてつながっていて、上から順番に下に降ろしていかないと成果が上がりません。

全体像の中央下段は採用・定着・育成の優先順位です。採用・定着・育成で課題を感じられている院長先生はこれらの項目をチェック表としてお使いください。

左側には経営の原則である経営資源の継続投資を可能とするお金の増やし方と売上利益の増やし方が書かれています。詳しくは「第Ⅶ章　経営数字に強くなる」で解説しています。

右側には院長依存から脱却して分業化できる組織づくりが示されています。こちらの詳細は「第Ⅳ章　院長依存から脱却する組織づくり」で解説します。右上段に組織の定義が示され、経営者である院長先生、幹部、ワーカーである一般スタッフの役割と幹部に任命するうえでの絶対必要条件が書かれています。

貢献

日次のPDCA
↓
朝礼・終礼
↓
日報
↓

組織定義

ビジョンを叶えるために、個人ごとに**役割**が決まっていて、
各人が役割を完全に果たせるよう教育訓練を行っていくことで、
手伝いが不要な状態を目指す**分業**の仕組みを持つ集団

階層ごと、職務ごとの役割

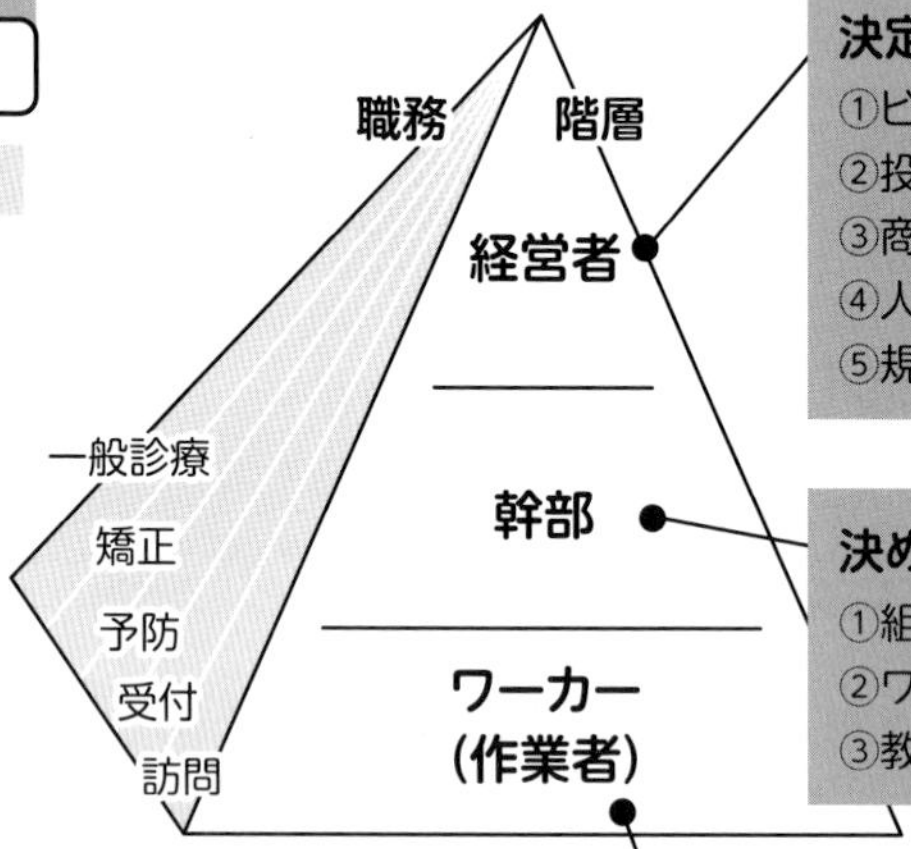

決定する
①ビジョン構築と経営計画作成
②投資の意思決定
③商品構成と価格設定
④人事制度決定
⑤規律徹底

決めたことを命令してやらせる
①組織の月次売上と利益対策
②ワーカーへの作業割り当て
③教育訓練(採用)

幹部としての絶対必要条件
・規律を守る
・自己育成する

キマリどおりに目の前の作業をする
①作業割り当てに基づく、日常業務
②キマリを守る(規律・マニュアル)

定着
1. 院長の人柄
2. コンプライアンス
3. 人間関係
4. 教育体制
5. 勤務時間
6. 報酬・福利厚生

育成
1. 新人教育訓練
2. 規律徹底
3. 経営計画勉強会
4. マニュアル徹底
5. 日報のPDCA
6. 年間目標PDCA

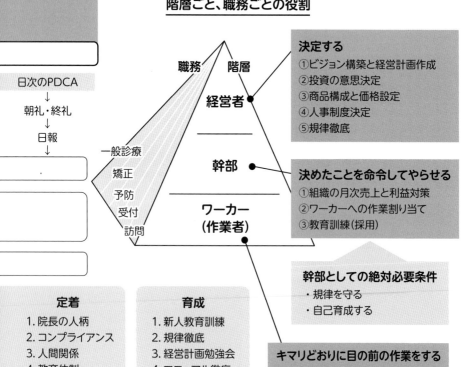

経営定義

ビジョンを叶えるために
経営資源（人、モノ、金、時間、情報）を継続投資する

PL（損益計算書）
売上利益の結果

売上 前年より増収	費用
	利益

BS（貸借対照表）
俺のモノをどうやって増やしたか？

資産〈俺のモノ〉	負債〈他人のカネ〉
現金	借金
現金ー借入=3千万円目標 ・機械 ・土地建物内装	純資産比率 40％目標 純資産〈俺のカネ〉

売上向上
1. ヒト：人材の数（採用・定着）× 質（育成）
2. モノ：ユニット数／駐車台数&立地
　院長に依存せずニーズがある自費
　ホワイトニング、審美クリーニング、マウスピース矯正
3. 情報：広告他 マーケティング

利益向上
1. 適正経費配分（特に過剰設備投資に注意）
　・院長収入の適正化　・無駄な経費抑制（交際費、Not私用）
　・人件費適正化　・材料　技工費適正化
2. 生産性向上
　・マニュアルの徹底　・自費を増やす　・保険アポ30分以内
　・粗利につながる業務　・IT活用

理念
↓
ビジョン（やりたいこと、時流、周囲からの共感）
↓
中期（3～5年）・短期（1年）経営計画
ビジョン・全体目標・方針
全員が守る行動規範や規律
個々の役割分担と目標

経営計画発表会

定期のPDCA
↓
経営計画勉強会／MTG
↓
感想文提出／テスト
↓
個人面談
↓
教育訓練
（不足している知識と技能の投入
➡仕事のスタンスから開始する）
↓
評価（昇給、昇格、賞与）

採用受入体制
1. ビジョン
2. やりたい仕事
3. 教育体制
4. 勤務時間
5. 立地
6. 報酬・福利厚生

■経営の一番の目的とは

経営の一番の目的は、顧客（患者様）満足です。

誰がお金を払ってくれるかといえば、顧客（患者様）です。

誰が感謝してくれるかといえば、顧客（患者様）です。

ビジョンや理念は顧客満足を中心として組み立てていくことが望ましいでしょう。

「患者様が満足するに違いないと思っている診療」と「患者様が満足する診療」は異なることはお分かりになると思います。

院長先生がこだわっている治療技術が必ずしも患者様が求めている技術とは限りません。

また、どれだけ院長先生が誠心誠意、丁寧な診療をしても、スタッフの技術や接遇に問題があれば患者様は満足できないでしょう。そして顧客（患者様）の欲求は時代とともに変化していきますから、新しいものを持ち込まないと退化します。

したがって経営ＴＯＰである院長先生の一番の役割は、「医院の内部にフォーカスして、スタッフとの関係性を改善していくこと」ではなく、組織の外部に関心を示し**「変わりゆくクライアントの要求に応えていくこと」**です。

そのためには市場の要求や変化に対応できる新しい何かを医院に持ち込んだり、現状のやり方を改善していく必要があります。

ところがスタッフの多くは現状維持が望ましく、変化を好みません。それが普通です。

院長先生がスタッフと行う個人面談、ミーティングなどの目的は、スタッフの不満を吸い上げることではなく、院長先生が売上数字について口上を述べる場でもなく、変わりゆくクライアントの要求に応えていくことで、クライアントに満足していただくために、成長変化していくうえでの合意形成を図る場なのです。

現代経営学の父といわれるピーター・ドラッカー博士は医療機関の経営について次のように述べています。

「診療は患者の訴えが仕事の目標と手順を決定する。目標は、健康を回復することであったり、苦痛を和らげることである。診療の手順は、仕事の流れに身を任せるのが正しい。病気や怪我など、問題がはっきりしており、それを解決していけばいいからだ。

しかし日常業務に追われていると、本当の問題が何かを誰も教えてくれない。

成果は外部からもたらされる。だが日常に追われる経営者（院長）によく見えるのは、常に組織内部の世界である。内部の人間関係や摩擦、噂、反対、問題である。

したがって、外部の現実の世界に触れるべく努力を払わない限り、組織の内部に焦点が向いてしまう。

日常業務があなたの仕事の関心と行動を決定づけてしまう。だから断固たる決意を持って、日常業務に追われるのではなく、全体の方向づけに時間を使わなければならない」

これは今から50年も前、１９７０年代に書かれたものですが、医療機関の問題の本質を捉えています。

あなたの関心は組織内部ではなく外部にフォーカスできているでしょうか。

■教育訓練とは何か

「スタッフをどう教育すればいいか分からない」という相談を受けることがあります。

親でも我が子の教育が難しく、教育のプロである学校の先生が小学校から大学まで16年間（院卒はそれ以上）かけても生徒への教育が難しい中で、親でも教育のプロでもない経営者が他人の子供を預かって教育していくというのは、本来無理筋でしょう。

それでも社員教育なしに、生産性やチームワークが高い組織は勝手に誕生しません。

教育訓練の効果は、外部研修からがたったの1割、上司からの教育が2割、残りの7割が自己学習と職務を通じての経験となります。

ですから教育訓練は、外部研修に行かせるよりも、上司が教えるほうが効果的であり、さらに職務を通じての経験や自己学習のほうが圧倒的に効果的ということになります。

そのため人材育成では、研修参加よりも、よい経験をさせることと自己学習を動機づけることが重要です。

教育訓練の定義は、「教育とは不足している知識を投入することであり、訓練は不足している技能を経験によって投入していくこと」です。

教育および訓練は、不足点の発見が前提となります。知識と技能の不足を明らかにせず教育訓練を行っても非効率です。

不足点を自覚できるのは上司からの指摘よりも、患者様からの指摘や本人の気づきからです。

私が思うに、人材育成の最大の教育者はお客様だと思っております。単純肉体労働や補助作業だけをさせておいて、やる気を出せ、成長してほしいでは、理にかなっていません。

嫌々歯科医院に通う方ではなく、デンタルＩＱが高く、自ら歯科医院に通う方を責任を持って直接担当し、そういうクライアントとの真剣勝負を通じることでスタッフは鍛え上げられていきます。

また教育訓練は知識と技能の不足を発見し、不足点へ投入していくことですから、スタッフの不足点を発見すべく、知識テストを行い、院内練習で技能をチェックしていくことで、不足点が明らかになります。

上司が不足している知識や技能に対して教育訓練を行い、さらに外部研修を受けさせたうえで、自己育成を奨励していくと教育訓練の効果は最大化します。

次に誰から教育をするかですが、スタッフではなく院長先生ご自身からです。

精神科医のエリック・バーンは「過去と他人を変えることはできない。変えられるのは未来と自分だけ」という言葉を残しています。

院長先生は技術の勉強はたくさんされていらっしゃるでしょうが、社会人としての振る舞いや経営およびリーダーシップに関してはいかがでしょうか。

社会人としての振る舞いやリーダーシップにおいて院長先生が率先垂範できていてこそ、スタッフの中で、それを模倣し、育っていく人材が現れます。

■自己成長の鍵は、メタ認知力の向上

「メタ認知」という言葉をご存じでしょうか。

メタ認知は、「自分を客観視すること」です。金魚鉢の中の金魚は鉢の外の世界を認識できません。自分の色眼鏡による先入観から物事を見てしまいがちです。

メタ認知力が低いと、医院経営をしていくうえで様々な問題が生じます。

一つには、自分が周りからどう思われているのかを客観的に把握できないため、根拠のない自信を持ちます。また相手に合わせることが苦手なため、無意識にスタッフや取引先に失礼な発言をしてしまい、対人関係で問題が生じます。

思いつき、場当たり的な対応が多く、同じ失敗を繰り返します。

ところがメタ認知力が低い人は往々にして行動力があるタイプが多く、割と売上を上げます。一方でスタッフ育成が苦手です。

時々、すぐに売上が上がる方法、スタッフのやる気がアップする方法、他の医院の事例など、常に具体的で分かりやすい事例ばかりを求める方がいます。

これもメタ認知力の低さから来ています。具体例は分かりやすい反面、応用が利かず、本質ではなく枝葉の対策になりがちで、問題が繰り返され、モグラたたきになります。

具体例ばかりを求める人は、自分の価値観に合いそうな情報であれば、考えることなく、その具体的なやり方に飛びつきます。その代わり自分に必要な重要情報であっても感情的に認め

たくない情報をシャットアウトしがちです。

逆にメタ認知力が高いと物事を俯瞰できます。自分を客観視できます。イメージでいうと、幽体離脱して、自分自身をリモコンで上手に操れるような感じです。自分自身の経営者としての行動が正しいのか、間違っているのかを俯瞰、客観視でき、自己修正が図れます。

またメタ認知力が高いことで物事を抽象的に考える思考力が深まります。具体的なノウハウよりも、原則、理念、貢献、顧客満足などの抽象概念を探求しようとします。それによって目先ではなく数年先へと思考を飛ばし、未来のために今やるべきことを理解できたり、先入観で非合理な見方をしてしまう認知バイアスが減り、視野が広がります。

メタ認知力を高めるためには、まずは自分がいかに知らないか、気づいていないかを認識するよう心がけることが第一歩です。つまり無知の知です。学校教育では、何が分からないかを明らかにするためにテストを繰り返し実施しますが、経営者である院長先生にはテストがないため、経営者としての自分の不足点に気づくことができません。

経営者としてのメタ認知力を高めるためには、経営の知識を網羅・体系的に理解し、経営に時間を使って経営者としての経験を積むことです。

その中で「自分は分かっていないかもしれない。間違っているかもしれない」と常に自分自身に問いかけるようにします。

■経営の勉強方法

武道も臨床も学ぶ際に大切なのは、技術よりも、その道に対する心構えだと思います。あなたが尊敬する臨床家の先生に対しても、その技術力うんぬん以上に、患者様に対する向き合い方や臨床に対する探究心など、その精神性にあなたは惹かれるのではないでしょうか。経営も同様で増収や育成などの経営技術だけではなく、経営に対する心構えや本質理解が重要です。

経営を勉強していくうえで、最も効果的なのは、耳が痛いことをはっきりといってくれる経営の師匠を持つことです。

どんな人を師匠として選んだらよいのかというと、人的サービス業の経営者で自分の医院より も3倍以上の売上規模があり、利益も十分にある組織を率いている人です。

人的サービス業の経営者を師匠に持つことがお勧めの理由は、人的サービス業は人の問題に直面しやすいからです。実際に院長先生の悩みの多くは人の問題であり、採用・定着・育成力が経営成否を決めるといっても過言ではありません。歯科医院以外の人的サービス業には、美容サロン、学習塾、家政婦派遣、介護施設、冠婚葬祭業、宿泊施設、保育所、各種医療機関などがあります。同業種よりも異業種のほうが学びは多いでしょう。

売上規模で3倍以上あり利益も十分に出ていることを条件としているのは、2倍程度の差では、あなたと相手の経営者力にそれほど差がないからです。また人的サービス業以外の産業は財務構造が大きく異なるため（他業種の多くは売上が上がりやすく利益率が低い傾向）、そこで3倍以上の規模があっても、それほど医院経営の参考にはなりません。

同業者の医院を見学する場合は、その医院のハードや印刷物などのモノよりも、スタッフの表情や動きを見てください。スタッフが活き活きとしているかどうかをチェックしましょう。どんなに繁盛していてもスタッフが疲れ切っていたり、院長の指示待ちであれば、それはあなたが目指す理想像とは異なるはずです。

経営を学ぶうえでの学習方法には、動画学習、読書、セミナー受講などがあります。

動画は活字よりも視覚や聴覚からも情報理解が進むため、理解しやすいという利点がありま す。

一方で読書には、動画にはないメリットがあります。自分のペースで読み進めることができますから、自己と内部対話しながら理解を深めていくことができます。

さらに複数の情報の突き合わせや抽象的な考え方の理解度促進において、読書は動画学習よりも優れているといわれています。浅く楽に理解するには動画学習がお勧めで、深く本質を理解するには読書が向いています。

セミナーで経営を学ぶ最大のメリットは、読書や動画学習よりも、圧倒的に集中力を持って受講できることであり、講師からのエネルギーを感じられる点にあります。残念ながら、オンラインのセミナーではこの恩恵を受けることができず、動画学習に近い効果にとどまります。

■人生の午後の時間こそ経営力が成長する

「人生の午後の時間」という言葉があります。心理学者ユングの教えです。現代の平均寿命であれば午前の時間は45歳まで、午後の時間は46歳からです。

ユングは人生の午前の時間と、人生の午後の時間で、人は生き方を変えていく必要があると説いています。45歳までは業績を上げる、地位を獲得する、結婚して子供を育てる、家を買うなど、自分自身の生活を豊かにすることにエネルギーを向けるものです。

しかし、人生の午後の時間である46歳からは生き方、考え方を変えていかないと、年を重ねるとともに心が壊れていくといっています。

頭脳や身体的能力の衰えを感じ、以前できていたことができない自分にむなしさを覚え、老後が不安になるからです。40歳になり50歳を過ぎても、30代のときのような生き方や考え方を継続させたり、自分の成長や豊かさばかりを求めているのだとしたら、精神的に未熟な証だとユングは指摘します。

ユングは精神が成長しながら人生の後半に入っていくと、人は自分の内面に問いかけるようになるといいます。ビジョンを考えるにあたって「自分は何をしたいのか」よりも、「この人生で自分は何を求められているのか」「自分が生まれてきた意味は何だろうか」「人生で果たすべきことを果たしつつ、日々を生きることができているのだろうか」など、自分の内側に向かって自分の人生に与えられた使命や役割を問いただし、確かめるようになります。そして「自分の人生に与えられた使命を全うしたい」「社会に貢献したい」という貢献感の高いビジョンが醸成されます。

学ぶ本質は、知識を増やすためではなく、人生を豊かにするためであり、新しい自分に生まれ変わるためなのかもしれません。

人は成長の過程で様々な知識を得ますが、子供のときに持っていた、純粋さ、正義感、柔軟な考え、人の好き嫌いのなさなどが年を重ねると失われていきます。そして間違った固定観念が形成されます。間違った固定観念は認知の歪みを起こします。認知の歪みが生じたまま改善せず、新しい知識の上塗りをしても気づきは薄いでしょう。学ぶことは、知識を増やすだけでなく、間違った固定観念や認知の歪みを減らす行為でもあります。

一方で大人にならないと身につかないものもあります。

それは大人になるにつれて発達する前頭葉が司る理性、貢献心、抽象的思考力などです。これらの能力は年齢を重ねても学ぶほどに進化するといわれています。

加齢によって身体的能力が衰えても、学び続けることで人生の午後の時間を豊かに生きる感性や能力が育まれます。

経営や政治は、何歳になっても上達できます。一流の経営者や政治家の多くは、60代や70代です。経営は経験すればするほど、失敗した経験も含めて、正しい判断をするための経験値が増えていきます。そうして自分自身を上手に操作でき、部下や取引先など、自分以外の人間をうまく使えるようになっていきます。

【経営の原則を学んだ方の感想　その1　枝葉のテクニックに飛びつかなくなった】

私が院長研修で学ばせていただいたことをまとめますと次のとおりです。

1　経営の原理原則を学び俯瞰する力をつける
2　自分の進みたい道を明確に「見える化」する
3　計画に基づき、経営の原理原則を踏まえて優先順位を決めてPDCAを回す
4　そのための時間をしっかり確保する

まず、経営の原理原則を学ぶことにより、枝葉のテクニックやノウハウに飛びつくことがなくなりました。以前は思いつきで新しいものを取り入れたりやめたり、よくスタッフに「院長はすぐブレる」といわれていましたが、最近は一回立ち止まって全体像を眺めたり優先順位を考えるクセがついてきたように思います。

次に、進む道の明確化としての経営計画は本部の発表会も見せていただいて、自分が社員ならやりがいと責任を感じることができるあの場所にいたいと思いました。

当院がどこを目指していてメンバーにどんな役割を担ってほしいのかを「見える化」した経営計画書は只今作成中で、来年の1月に発表会を開催予定です。

また、以前とは時間の使い方も大きく変わってきています。

今までは正直診療する時間を減らすと売上が下がるという恐怖がありましたが、今は毎日の仕事に追われて一日が終ってしまったときのほうが、自分は経営者として組織の成長に貢献で

きなかったのではという危機感を感じます。

いつかの研修で坂本社長がいわれた言葉があります。「お客さん満足、お客さん満足といっておいてスタッフ教育に時間もお金も全然使わないのは、本気でお客のこともスタッフのことも考えていない」。この言葉で、自分は中途半端だったと気づきました。

組織が成長するためには人が集まる環境、人が育つ教育が必要です。それを整備する時間が必要です。経営者としての役割を全うするための時間をしっかり確保することが一番大切であることが分かってきました。

経営者である私にとって一番嬉しいのはメンバーが成長してくれることです。その先に顧客満足があります。そしてその先にビジョン達成が待っています。歯科医師としての技術で患者さんに喜んでいただける幸せもありますが、私はたくさんのスタッフの力でたくさんのお客様を幸せにできるような組織をつくるために自分の時間、医院の時間を使っていきます。

院長研修での私の一番の気づきは「率先垂範」です。組織を成長させたければ自分の器を成長させる以外にないということ。経営は臨床と同じ。エンド・ペリオ・補綴・外科・予防を全部できて初めて総括的な治療計画が立てられるように、経営も全部が頭と体に入り初めてどのタイミングで何を使うかが分かる。そのレベルになるまでひたすら勉強あるのみ。そういった勉強の場を与えていただいていることに本当に感謝しております。

【経営の原則を学んだ方の感想　その2　すべては自分が蒔いた種】

気づきを一言で言い表すならば、「今起きている問題は、すべて自分に原因がある」ということです。改めて社長の過去の経営動画を見返していると「こんな話あったかなぁ」というお話が頻繁に出てきます。

繰り返し動画を視聴すると、全体像がうっすらと見えてきて「もしかして自分に原因があったのかもしれない」という想いが高まり、最終的には「すべては自分が蒔いた種だったのだ」と確信するようになっていきました。

例えば院長のお金の使い方では、キャッシュフローが悪くなって医院にお金が残らないのは、院長の取り分が多いからだということ。

自分がマネジメントに取り組んでいない状態でスタッフに問題点を指摘すれば、スタッフの心は離れていくということを痛感しました。

そして直近の講義では、貢献感と理念、ビジョンの必要性を改めて学びました。

今まで私は、自分のためだけに人生を送ってきたと思います。

しかし今は、「一人でも多くの方に、素敵な笑顔を」を目指して、お客様とスタッフ、そして社会に貢献していきたいと本気で考えるようになりました。

これからも皆さんと一緒に頑張っていきたいと思っています。

【経営の原則を学んだ方の感想　その3　経営の継続学習を習慣化】

経営計画を作成し始めて経営知識がいかに必要か分かりました。また経営計画を発表することで、自分の医院のスタッフがいかに素直であるか、自分がどれだけスタッフ任せにしていたのかがよく分かりました。

うちの医院に勤めてくれているスタッフ達が、将来の成長した自分を夢見ることができるようにしてあげたいと、だんだん思うようになりました。

以前は院長研修の内容も理解できないまま事後課題を提出してスタッフに日報を出せとか練習の投稿をするようにいうだけでした。でも毎日経営動画を見ていると自然に代表のいうことが頭の中に入ってきました。新人には「嘘つくな、隠ぺいするな、盗むな、時間を守れ」、ベテランには「それはお客様のためか、医院の成長のためになっているか、医院の売上に貢献しているか」など。赤ちゃんが言葉を覚えるように僕も代表の言葉を覚えて、スタッフの前で使うようになっていました。

私の行動変化としては、顧客満足のために必要な歯のクリーニングのチェックを、院長がしないということはスタッフに丸投げしているだけだと思ったので、歯のクリーニングのチェックは必ず私がお客様役になり行うようにしています。

そして常に経営計画に基づいてスタッフに話しをするようになって、自分の発言がぶれなくなりました。今は毎日30分間、経営動画の視聴を習慣としております。

第Ⅲ章　医院規模の拡大戦略と生存戦略

■医院規模を拡大する意義

開業医であれば、医院規模を拡大したいという思いを少なからず抱いたことがあるでしょう。人には成長欲求があり、何歳になっても成長したい生き物です。どういうときに成長を実感できるかといえば、新しい技術を覚えたときや患者様から感謝されたときが代表的でしょうが、技術の進歩はいずれ止まります。

これまで様々な院長先生と接してきて、何歳になっても成長を実感できるのは、やはり売上が前年よりも増えているときだと感じます。

このような発言をすると「開業医にとっての成長とは、売上や規模感ではなく、診療の質を高めることであり、患者様をより健康にすることである」というお叱りの声が聞こえてきそうです。そのとおりです。しかし数多くの開業医と接してきて、診療のマンネリ化やモチベーションが湧かないという理由は、例外なく売上の停滞や減少です。これは理屈ではなく本能でしょう。テストの点数、スポーツでの順位、成長の計測は数字で測られます。医院の成長数字で一番分かりやすいのは売上です。

時々「小規模とか現状維持はダメなのか。小規模医院に合わせた経営学を教えてほしい」と尋ねられることがあります。経営学は成長を前提としたものであり、現状維持でよいという経営書はまず見かけません。小規模ではダメなのかという質問は、中卒の学歴ではダメなのかに似ています。ダメではありませんが、将来の選択肢が限定されます。

ある日、「院長先生が何かをしたい」と思っても、お金がない、人がいないでは諦めるしかありません。規模が大きいほうが未来への選択肢が広がります。

規模拡大のメリットは規模拡大に成功した院長先生が誰よりも実感できています。

とりわけ多く聞くのは、「優秀な人材が入職してくるようになった」です。

プロスポーツもよい選手は、強いチームに行きます。同じように優秀な人材は規模の大きな医院に行きます。

近年、日本の低成長、低賃金、低生産性などが問題になっていますが、著名なアナリストであるデービッド・アトキンソン氏は次のように述べています。「20人以上の組織はそれ以下の組織よりも高賃金であるケースが多く、人材育成もよく行われる。このような組織の割合が増えれば増えるほど、国としての賃金も上がり、生産性も向上していく」。

小規模医院の場合、助手は、診療補助、受付、滅菌消毒、事務など4つの職務を兼務することになります。一方で規模が大きい医院では、診療補助、受付、滅菌消毒、事務など4つの職務を4人の助手でそれぞれ分業化することができます。

仕事の範囲を狭めて専門特化していったほうがミスは少なく、人材の成長も早くなります。その結果スタッフの生産性が向上し、院長先生もスタッフも仕事が楽になって収入も上がりやすくなります。「優秀な人材が来てくれれば医院がもっとよくなる」ではなく、「優秀な人材が来てくれるよう医院の規模を大きくする」が正解です。

■小規模医院の生存戦略

院長先生の価値観やご年齢などによって、今から医院規模を拡大していくつもりがなく、小規模のままでいたいという方もいらっしゃると思います。

どれくらいの規模にするかは院長先生の人生観やビジョン次第です。

小規模ながら老後の資金が十分にあり、スタッフも安定しているというのならば無理に規模を拡大する必要がありません。一方で院長先生が60代、70代となり、医院が年々減収しているにもかかわらず、借金がまだたくさん残っていて、生活がままならないという相談を時々受けます。そこで小規模医院が生き残れる生存戦略をお伝えします。

小規模医院の経営リスクとして、今後、患者数が減っていき、売上が減少していく可能性が高いため、売上が下がっても、利益が残る財務体質にしていく必要があります。

成長のために必要な利益は売上の10％ですが、生存のための利益は売上の5％を目指します。この5％は院長収入を除き医院に残しておくお金であり、医院の売上が大きく下がったときの保険であり、老後の資金となります。

生存のための財務対策は、売上が年間5千万円未満の医院は人件費を20％以下に抑えることです。売上6～8千万円の医院は人件費25％までが目安です。人件費とは給料、賞与、福利厚生費の合算です。技工材料費の合計は売上の20％までとします。

自費メインの経営でなければ、CT、マイクロスコープ、セレック、レーザー、スキャナーなど高額医療機器には投資せず、最低限の設備投資にします。

次に小規模医院は人材採用が難しいことから、スタッフの定着率を高めることが重要ですが、規模が小さな組織ほど従業員の不満が出やすくなります。

なぜ小規模だと不満が出やすくなるのかといえば、規模が小さい組織は、どうしても院長と家族のために存在することが目的化しやすいからです。また、規模が小さいままだと昇給が期待できず、単純肉体労働・補助作業の仕事しかないということも理由の一つです。

人口増の時代はそれでも働いてくれた人がいましたが、人口減の時代は、ほかにいくらでも働き口があるため、採用・定着・育成において不利です。

また優秀な人材は規模が大きな組織に行きたがりますから、小規模医院の場合、勤労意欲が高いスタッフの採用はかなり難しいといえます。スタッフを選ぶ立場ではなく、選ばれる立場であることを理解し、採用時に選り好みしないようにします。

定着率を高めるために診療を18時には終了し、日曜休みとします。またスタッフを絶対に怒ってはいけません。小規模医院は、気が弱いスタッフが多いからです。小規模でありながら怒りっぽい院長の医院はスタッフの早期退職が激しくなります。

そして院長先生のほかにご家族が従業員として医院を手伝っている場合、夫婦仲や親子関係が良好で（親が強権で子が従順はギリギリOK）、お互いを立てるような関係性でない限りは、人材の定着率が非常に悪くなるため、家族を医院にかかわらせないようにするか、他人従業員を雇わず、ご家族だけで医院運営していくようにします。

■医院規模を拡大するタイミング

規模拡大のタイミングとして、勤務医が育ったらとか、現金がこのくらいあったらとか、どんなタイミングがよいのかと聞かれます。

「××が揃ったら」という前提で考えているのであれば拡大しないほうがいいでしょう。勤務医がいなくてもカネがなくても院長先生が拡大したいと思えばそれが拡大のタイミングです。

拡大すると決断し、3年後とか、5年後の目標を決め、それが実現できる計画を作成して実行します。たとえ目標に届かなくても、今よりは絶対にカネも人材も増えています。

自分にとって規模拡大が楽しそうと思えば拡大すればいいですし、規模拡大は苦しそうだけど、なんとか頑張らなきゃという感じであれば、そのときは拡大するタイミングではありません。

ただし医院の規模が大きいということは、経営資源が豊富ということですから、経営の選択肢が増えます。

特にこれからの時代、ますます人材の採用や定着が難しくなりますので、規模を大きくしたほうが採用や定着で有利です。規模が大きいとスタッフが複数人辞めてもビクともしませんが、小規模医院はスタッフが2、3人辞めると大ダメージです。利益や人の問題で悩んでいるのならば規模を拡大したほうがいいです。

なお歯科医院に限らず、零細組織の経営者は従業員を道具だと思っている方が少なくありません。

「そんなことない」と反論されそうですが、従業員満足度は、精神論ではなく物理論です。経営者の時間とお金を従業員に投資することが、従業員を道具ではなく大切な仲間と思っている証拠です。しかし規模が小さいと院長先生が診療に追われてスタッフ育成に十分な時間を使えず、また十分な報酬も提供できません。

規模を拡大することで、スタッフの成長のための時間の投資や報酬の提供が可能となるのです。

ある院長先生は、高校の進路主任から「生徒を歯科衛生士にさせるくらいだったら、介護に就かせる。歯科衛生士にはその後のキャリアパスがなく先がない。それが教師の務めです」といわれたそうです。その発言を受けた院長先生は、腹が立ったものの、確かにそのとおりだと思い、規模拡大して幹部のポジションをつくることで、歯科衛生士にとっても未来が描ける組織になると考え、規模拡大の決意を固めたそうです。

なお拡大していくにあたり、投資するお金が増え、経済的なリスクが増します。

そこで、規模拡大には売上だけではなく、利益をしっかりと出しながら、人材育成もしていくという健全な成長戦略が必要です。

そのためにも拡大の順番として、経営知識を深めたり、経営計画を作成および徹底していくようにします。

■医院規模の膨張と拡大の違い

医院規模の「膨張」と「拡大」の違いをご存じでしょうか。

「膨張」は売上だけが大きくて、利益が残らず返済に追われていたり、人材が育っておらず院長依存の状態をいいます。

「拡大」は売上だけでなく、利益も増え、自己資金で継続投資ができ、人材が育ち、幹部が幹部としての役割を全うしていることで院長依存から脱却できている状態です。

当社には全国から開業医の方が経営相談に来られます。これまで述べ1千人以上の開業医にお会いしました。

意外かもしれませんが、財務的に一番問題があるのは売上規模で1~4億円前後の医院です。この規模の医院は、あらゆる売上階層の中で、借金返済で苦しんでいる医院が少なくありません。

その中でも債務超過といって財務的には倒産リスクが高い医院も珍しくありません。

売上規模で1億以上の医院は、売上規模で数千万円の医院と違い、医院設備にそれなりの投資をしているため、借金の金額が大きくなりがちであったり、スタッフの生産性が低い場合には、人件費がかさみ赤字体質に陥りやすくなります。

最新の高額医療機器をずらっと揃えたり、分院経営などによって借金の金額が大きいにもかかわらず、院長先生に人材の育成能力が不足していると、院長先生は借金返済のために睡眠時間を削って馬車馬のように働くか、それができない場合、どんどん借金が膨れ上がっていき、返済が滞るかのどちらかに陥ります。まさしく「膨張」した状態です。

ところが、このような財務状態であっても、院長先生本人は「膨張」の自覚がなく、むしろ普通の開業医よりも自分は成功していると錯覚している場合が少なくありません。

当社では、その医院の財務諸表を詳しく解説し、このまま行くとどうなるのかというお話をします。

その院長先生は、「まさか、信じられない」というような表情をします。

今まで自分は成功している部類の開業医だったと信じてきたからです。まったくそうではなかったことを指摘され、最初はその現実を受け止めたくないという表情をします。

当社で財務諸表を示して、「○○先生の医院では人やお金の問題でこういうことが起きていますよね」と伝えると、「どうしてそこまで分かるのですか」と驚かれます。

それは、モノ言わぬはずの財務諸表が何よりも雄弁に物語ってくれているからです。

やがてその院長先生は顔が青ざめ、「税理士が教えてくれなかった」と最初は他責にしますが、財務諸表に示されている数字は、すべて院長が自分で判断した結果です。

拡大ではなく膨張になってしまうのは、経営のやり方が間違っているからです。

あなたが目指したいのは拡大だと思います。

そこでこの章では拡大の原理原則をお伝えします。

■分院展開の意義と基本戦略

歯科医院も含めて店舗経営というのは、1店舗からオーナー収入を最大化して取ろうとすると、どうしてもスタッフへの報酬が抑えられがちになります。

本来は複数店を経営し、そこから少しずつオーナー収入を得ることで、従業員に十分な報酬を提供できやすくなります。さらに複数店経営によって、店舗を任せる人材を育成していくことで、経営TOPは時間に追われるワーカーから抜け出すことができます。

ところが、開業医を含めてほとんどの店舗経営者は、この店舗経営の原則を知らず、1店舗経営で「大変だ、大変だ」といいます。適切な複数店経営で、経営者は初めて十分な報酬、自由な時間、従業員からの納得感が得られやすくなるのです。

また分院展開は立地のリスク分散ができます。

開業したときはよい立地であっても、10年、15年という単位で見たときにその立地は陳腐化し、新患数や採用で苦戦するようになっていくことも珍しくありません。医院開業において地元とか、親の代からの承継で今の立地になったという開業医は少なくありませんが、それが通用するのは人口増の時代です。しかし分院があると、立地的なリスクを分散できます。人口減の今の時代は、本院で安定収益を上げつつも、将来性のある立地に分院展開していかないとじり貧になる恐れがあります。

そして分院をつくることで、幹部ポストが設置でき、スタッフにキャリアパスを描かせることができます。また1医院経営よりも人材が育ちやすくなります。分院を任された人材は経営者（理事）として自分で考え、決断していく必要があるからです。

後継者が不在のまま、1医院のみで3億、5億と規模を拡大していくと、院長先生に健康面で問題が生じ、出勤できなくなった途端、ジ・エンドです。それだけの規模の医院を回せる人材はなかなか育ちません。

分院展開を開始する前提は、今の医院で少なくとも1億円以上の売上が上がっていること、分院を任せられそうな人材が育っていることです。分院は本院の成功パターンのコピーですから、1億円以上の売上が上がっていない、人が育っていない状態で分院展開すると、かなり高い確率で赤字になったり、人の問題で悩みます。

なお、店舗産業の原則では、経営者が精神的・肉体的に楽になり、経営者収入が最大化しやすい店舗数は、3～8店舗です。1店舗だけですと、オーナー依存で人が育ちにくくなります。2店舗ですと、オーナーの馬力が利くため、オーナーは2つの店舗を行ったり来たりで体力がもちません。だからといって1店舗だけに力を入れると、放置した店舗のほうは赤字になります。

3店舗以上ですと、オーナーの馬力だけでは管理できないため否が応でも経営技術が高まります。ただし9店舗以上は、かなり高度な経営技術が必要であり、オーナー収入が増えない割に、気苦労も多くなります。9店舗以上の経営は、大きく社会貢献していきたいという志がないと割に合いません。

■医院規模1億円突破の心構えと戦略

一昔前は売上1億円が歯科医院としての成功基準といわれていましたが、今日では医療法人の平均売上が1億円を超えています。個人医院でも1億円以上の売上の医院が多数存在していることから、1億円突破は成功基準ではなく、衰退を避けるための防衛線であり、最低限の競争力です。

1億円突破の最初の条件は院長先生の執念です。

1億円を突破した院長先生が時々発言する「自然と1億円に到達した」は、ほぼ嘘です。内心には1億円を突破したいと想い続けた強い気持ちがあります。

成長の武器を突き詰めると、お金か院長の時間しかありません。

親の財産がない限り、お金という武器は使えませんから、最低でも週に60時間、できれば週に80時間労働を2年間行えば、9割以上の確率で1億円を突破できます。

承継でない限り、1億円突破の院長先生は例外なく、長時間労働です。

1億円までは、体力と精神力で長時間働くことが重要です。非効率で構いません。効率性は繁盛してから考えます。まず今の医院を繁盛させます。

1億円を超えると院長はヘトヘトになります。ここで初めて効率化や成長戦略です。

1億円突破の障害として、外部団体で重要な役職に就いたり、外部講師として多くの時間を使ったり、副業があるといったことがあります。売上が6千万円くらいを超えてくると、本業以外に時間を使われる院長先生がいらっしゃいますが、これを行ってしまうと院長の時間という最も貴重な経営資源を分散させることになります。売上が停滞し、スタッフの早期離職を繰り返す原因にもなります。

また、経営を学ぶ際に様々なノウハウのよいとこ取りで、一つの教科書に絞らずフラフラしていると熟練度が上がらず知識だけ増えて結果が出ません。

1億円を突破しても借金返済に追われ、目先の売上を追う経営になってしまっては拡大する意味がありませんから、その後も自己資金で継続投資ができるよう経費コントロールを行い、利益を出していきます。

交際費や自動車、生命保険、交通費など私用のものは医院の経費で落とさず、材料と技工費は合算で売上の2割に収めます。院長収入は、売上の1割程度に抑えることが望ましく、売上5千万円で院長収入が1千万円というように売上の2割も取っていると医院に投資するための自己資金が増えず、売上が停滞・減少していくようになります。

投資の優先順位は、高額医療機器よりも、患者数を増やすために、ユニット増設、駐車場の確保、採用費や人件費などを優先します。

組織づくりにおいて1億円を突破するまでは、院長のワントップ組織とし、幹部を設置してはいけません。小規模組織に幹部の役割が全うできるような優秀な人材はまずいないからです。院長がスタッフとのコミュニケーションから逃げていると院長先生のマネジメント力が鍛えられません。個人面談は誰かに任せず院長先生が行います。

■医院規模1億円突破は、当たり前を徹底する

院長先生が長時間働いており、前項で申し上げたようなお金の使い方がある程度できているにもかかわらず1億円突破に至らない場合は、診療面において当たり前のことが徹底できていない可能性が高いでしょう。

矯正専門医でない限り、少なくとも売上の半分は保険で上げるようにします。

小規模医院が、患者様の数を増やすことなく自費１００％に走ると、かなりの確率で困窮します。

来院された患者様に対し、初診と補綴前にカウンセリングの時間をそれぞれ30分設け、保険と自費の両方の提案を行い、患者様に選んでいただくようにします。これを徹底するだけで自費率２割を超えるはずです。

保険診療で生産性を上げるために、アポイント時間は原則30分以内にします。処置内容によっては15分で済むものもあります。処置ごとに必要アポ時間の目安表を作成し、スタッフと共有するとよいでしょう。アポイントは患者様のご都合だけに合わせるのではなく、医院のアポイントが空いている時間帯に誘導提案します。一方で純新患は患者様の希望時間にできるだけ合わせます。

また月次の売上が凸凹しないよう、患者様の次回のアポイントを当月にしたり、来月に誘導提案したりしてレセプト枚数が極端に低い月をつくらないようにしていきます。

リコールカードはその日のうちに書き、3ケ月後に出すようにします。

カルテだけでなく、患者様の申し送りシートを用意し、患者様の言葉、提案内容、処置内容、注意点などを診療ごとに記録します。これを徹底することで患者様の情報が院内で共有され、担当が代わっても、その患者様に合った対応ができるようになるとともに、患者様と「いった、いわない」などの口論に発展してしまった場合に医院を守れます。

そして何よりも凡事の徹底が重要です。

掃除をきちんとすることと挨拶をちゃんとすることです。

掃除は売上1億円までは院長先生がトイレ掃除を一生懸命します。

これをされたらスタッフは清掃に手を抜けません。売上が1億円を超えたら逆に院長先生は掃除を自分ではせず、その時間に経営をしていくようにします。そのほうが患者様もスタッフも幸せになれます。そのことをスタッフにもあらかじめ宣言しておきます。

挨拶の意味は自分の心を開いて相手に迫るということであり、自己開示と先手必勝です。

院長がどのスタッフよりも一番上手に元気よく挨拶ができるようになることが医院全体の挨拶レベルを上げていくための第一歩です。

挨拶の方法は、にこやかな表情で、「おはようございます」などの言葉を発した後で、頭と背筋を一直線にしながら腰から30度曲げ、お辞儀をします。このとき真下ではなく延長線上を見ます。頭を早く下げ、一呼吸おいてゆっくりと頭を上げるようにするとお辞儀が美しくなります。

■医院規模2億円突破で叶うこと、成長戦略

売上が2億円を突破すると、売上が減少しにくく、安定経営ができやすくなります。

この規模で純資産比率（総資産に対する純資産の割合を指す。詳しくは220頁で解説）が7割以上で、現金から借金を差し引いて6千万円以上が残り、これ以上規模を大きくするつもりがないならば、院長収入で4～5千万円くらい取って安定経営を目指しても大丈夫です。

また売上2億円突破は、本格的な規模拡大のスタートラインでもあります。

この規模になると勤務医のように診療報酬を稼ぐ人材とは別に、教育訓練、人材採用、経理、マーケティングなどを任せることができる幹部の雇用が可能になります。

このような幹部人材には700万円以上の年収が必要です。

幹部人材は、新卒か20代の優秀な人材を口説き落として採用し育成していきます。

できれば4年生大学卒で平均以上の学力がある方が望ましいでしょう。幹部業務は知識労働のため、ある程度の学力があったほうが早く育ちます。ただし頭でっかちで、行動力がない人や対人スキルが低い人は不向きです。最初の1年間は診療業務をしてもらいながら、徐々に経営知識を投入し、少しずつマネジメント業務を任せていくようにします。

売上向上に関しては自費を増やします。保険診療で2億円突破も可能ですがスタッフに負荷がかかり離職率が高まるため、自費で1億円以上を上げるようにします。

院長に依存しない自費として、補綴のキャドカム、アライナー矯正、ホワイトニング、自費

クリーニングを中心とした審美歯科の強化がお勧めです。

またデジタルマーケティングを強化し自費の増患を図ります。

気をつけたいのは2億円突破を目指す中で膨張医院にならないことです。売上が1億円台で純資産比率が2割未満の場合は、売上増ではなく、利益を増やすことを優先します。

特に本院が1億円を突破していない状態で、売上数千万円台の分院を複数経営していると、すべての医院が赤字体質になりやすいため注意が必要です。

売上が1億円ちょっとの院長先生で、「勤務医が辞めても売上が減らなかった」という方がいます。しかしその分、院長の診療時間や雑務が増えています。売上や院長の収入が増えても、時間に追われる時間貧乏であれば規模を拡大する意味がありません。

勤務医を雇うのも幹部育成するのも売上のためではなく、院長の時間を買うためです。利益を出しながら売上2億円を突破すること。時間リッチを目指すことが大切です。

2億円を目指すタイミングで重要なことは、経営計画を作成することです。経営計画がなくても売上を増やしていくことは可能ですが、経営計画なき規模拡大は利益が残らず、人材が育たない膨張組織になりがちです。

事務長というポジションはあまりお勧めできません。歯科医院における事務長は、院長の経営相談相手としては物足りなく、院長のＹＥＳマンに成り下がったり、スタッフからも信頼を得られず、高い確率で無能化するからです。

■売上5億円突破の意義と戦略

5億円突破は分院展開による本格経営の始まりです。

戦略は地方の保険診療メインの医院で売上1億円以上の実績を出し、院長収入を抑制して医院に利益を残します。そうして自己資金となる内部留保が十分にできた状態で（純資産比率4割以上）、借入を起こし、人口50万人以上の都市部に自費中心の医院を開業します。都市部は自費が上がりやすいこと以上に人材採用の面で有利です。

5億円を突破すると、院長先生が1ケ月医院を不在にしても医院が回ります。

そして、優秀な人材を採用しやすくなります。5億円突破で、ようやく部下をあてにできるようになります。逆にいうと5億円までは部下をあてにしてはいけません。

もちろんスタッフに愛情をかけてかわいがる必要がありますが、5億円まではスタッフに依存せず、院長先生が孤高でいることが必要です。

また取引先がレベルアップし、銀行も大切に扱ってくれるようになります。

数百万円単位のお金を使う判断を即断できるようになり、最新の医療機器投資、採用費、教育費、広告宣伝費などで、周囲の医院が太刀打ちできないレベルの継続投資によって圧倒的な差別化が図れます。

一つの医院で5億円突破も可能ですが、分院展開で5億突破のほうがリスク分散できます。本院は分院のモデルとなっている必要があり、2億円以上の売上が欲しいところです。本院が

2～3億円、1億円の分院が2軒から3軒で、合計5億円です。

売上が1億円未満しか目指せない規模の分院はなるべくつくらないようにします。規模が小さいとスタッフ数が少ないため、退職による影響が大きく、マネジメントが難しくなります。一方でスタッフ数が多すぎても利益が残らなくなります。

生産性が低い医院では、売上1億につきスタッフが10名、5億で50名くらい在籍し、利益が残りません（パートは2名で常勤1名と計算）。スタッフの生産性が適正であれば売上1億円につき5～7名が妥当であり、5億円の場合、25～35名が適正です。

5億円突破は広告投資、および採用と育成がカギです。広告費は賃料と合わせて、売上の10～15%が目安です。賃料は集患や採用がしやすいよい立地は広告費と考えます。

採用は新卒採用を中心とし、毎年人件費（理事長報酬含む）の5～10%を採用と教育訓練費に使うことを目安とします。2億超えた時点で、診療と採用を兼務で行うスタッフを決めます。5億突破で採用だけを行う専任者を決めます。採用担当の適任者は感じがよく好かれる人です。

また幹部育成に院長の時間を投資することが重要です。スタッフの数が多いだけで幹部が育っていないと理事長の考えが部下に伝わらず組織崩壊する可能性があります。

そして幹部に予算権と人事権を与えます。予算権でいえば20万円までは理事長の許可なく購入できるとか、人事権でいえばスタッフの採用や人事の一次評価に対する権限などです。幹部に権限を与えず、理事長が予算権と人事権をすべて掌握しているとスタッフは幹部を軽視し、理事長依存になるとともに、幹部は自己重要感が得られません。

■売上10億円突破の世界と戦略

売上10億円突破は、地域ではなく、地方でNo．1になれる規模です。10億円の売上があれば最新の医療機器をどんどん購入でき、一等地に大きな医院を構えることができます。採用、経理、教育、技術開発、マーケティングなど、それぞれの専任者を設置でき、完成度の高い分業組織を構築できるスタートラインに立てます。

理事長の診療は週に1日とか2日で済み、オリジナルの診療器材や技術の開発も可能な資金力を確保できます。

ただし、経営に時間を割かず、診療中心で、例えばインプラントをひたすら打って規模を拡大してしまうと、理事長は人材の問題で分院を飛び回っていて寝る暇がない状態になります。また技術よりもマーケティング先行で、インプラントや矯正の広告を打ち出し、売上を上げていくようにして規模拡大を図ると、クレーム処理と訴訟裁判を多く抱えるようになり、院長もスタッフもメンタルがやられます。

この規模の法人は目立ちますから、労働基準法対策や医療事故対策に万全を期すことが大切です。

そして借金依存で拡大すると、銀行の借金に追われる日々となり、周囲の開業医からは成功者と思われていても、金融機関からは危険な貸出先という評価になります。

平成時代に10億円以上の実績を上げていた医療法人は、ロードサイドのファミリー型医院を分院展開していくのが主流でしたが、令和の時代は都市立地での分院展開が採用と自費の増収に有利です。

健全に規模拡大していくためには、理事長の診療は極力少なくし、経営に時間の多くを取るようにします。

10年先を見据えた経営計画を作成します。

広告費、採用費、教育費に惜しみなく予算投下し、さらに研究開発費と店舗開発にお金を使っていき、人材の数と質、技術力、立地と医院施設、集患力で、圧倒的な差別化を図っていくと20億円突破が見えてきます。

幹部の登用は考査と登用試験で選び、院長の好き嫌いで選ぶような情実人事はしません。人事評価制度を確立し、人事評価制度に沿った昇格、昇給評価を行います。

分院長が必ずしもマネジメント適性があるとは限りませんから、資格の有無にかかわらず、幹部としてふさわしい人材育成力を持った人材を幹部登用します。

そのためにも新卒から雇って、10年、15年かけて幹部育成に時間を投下します。

勤務医の採用ルートを確立し、歯科衛生士や助手は極力新卒採用としていきます。無資格者の採用は将来の幹部候補生として4年制大学卒以上をメインにします。

幹部候補生には現場作業だけさせるのではなく、リーダーとしての教育をしていくようにします。徐々に採用、教育、マーケティング、経理などを任せていき、優秀な幹部人材を増やし、盤石の組織体制をつくっていきます。

医院規模成長のためのテーマと経営資源（カネ、ヒト、モノ、時間）の配分

	～5千万円台	6～7千万円	8～9千万円	1～1.9億	2～2.9億	3～4.9億	5～9億	10億～
テーマ	院長依存でOK（院長が診療、挨拶、掃除を率先垂範）		法人化する（院長依存脱却の始まり）	最低限の競争力確保	安定経営 or 組織化経営のスタートライン	生産性向上と幹部育成	本格的な分院展開	本部機能の充実
基本	院長が38人／日診る	院長が年間4千万円は売上を上げる	経営計画をつくる					
	自費オンリーにしない		自費を増やす					
カネ	私用を経費で落とさない				利益を増やし、純資産を30％以上にする（借金依存にならない）			
	人件費 売上の15％	人件費 売上の20％	人件費 売上の25％	人件費　売上の30％		人件費　売上の35％		
				採用費の増大		採用費と広告費の増大		
ヒト	幹部を設置してはいけない			幹部を設置	幹部を2名設置		幹部を3～5名以上設置	
			勤務医雇用		保険は勤務医に任せる			
					採用担当者設置	採用・教育担当者設置	採用・教育専任者設置	
						マーケティング担当者の設置	マーケティング専任者の設置	
					経理担当者の設置		経理・総務専任者の設置	
モノ	高額医療機器を買ってはいけない		ユニットを増やす		高額医療機器導入	分院展開促進	大都市駅前に70坪以上の旗艦医院をつくる	
					分院展開開始	都心駅前立地に移転を検討する	分院数は5軒以上	差別化メニューの独自開発
							生産性を上げるための機器投資	
時間	80時間以上働く		65時間以上働く	診療中にマネジメントする	院長の診療時間は1日6時間までを目指す 他の時間を経営に投下する		院長の診療時間は週に2日までに減らす	
		名誉職は極力引き受けない					働く時間の半分以上を経営に投下	

【規模拡大　事例1　「本当は何がしたい」から、「何を求められている」へ】

私はどちらかといえば社交性がなくコミュニケーションが上手にできないので、振り返ると開業以来、人の問題で悩むことが多かったように思います。

例えば、長く在籍するスタッフは院長の言葉（命令）を軽く受け止めるようになってくる。スタッフ間で派閥ができ、陰口やもめ事が院長の耳に入ってくる。主任ポストをつくっても名ばかりで、院長とスタッフの間の伝達係のような存在でしかないといったものです。

院長研修で学ぶことが増えてくると、今までの勉強は歯科医師としての知識や技術の習得に偏っていて、経営者として何も学んでこなかったことに気づきました。

「10年、20年と長く働いてもらっても、ただ単純作業だけさせていたのではスタッフがかわいそう」「スタッフのことをただの人足・作業員だと思っていませんか」という社長の言葉がグサッと刺さり、自分がそう思っていないか真剣に考えました。

以前はスタッフに数字目標を伝えることは一切ありませんでした。売上主義と思われたくないからでした。今ではスタッフとの会話の中に数字を入れることに一切の迷いもありません。なぜなら数字目標は売上のためではなく、顧客満足を果たすための指標であると、私自身が院長研修で学ばせていただいたからです。

特に幹部と幹部候補のスタッフには数字を語るように意識しています。自分が上司の立場に立ったとき、部下に数字目標を設定したり、数字をもとに改善点を指摘したりできるようになってもらいたいからです。

院長研修で幹部・幹部候補の役割を整理できたことで、何を教育すればよいか見えてきました。そして学ぶ意欲を感じるスタッフがいるほど、そのスタッフの活躍できるポストも用意したいと思うようになりました。一医院での規模拡大は限界があり、そうなると分院展開という構想が浮かんできます。歯科医師の採用と教育、それから分院をマネジメントできる幹部の育成という、今まで思いもしなかった行動をとるようになってきました。

私はもともと規模拡大や分院展開などをまったく考えていませんでした。

ですが院長研修で学んだことを行動に移し、組織化が進んでいくことを実感できたことで、今では「自分の必ず成し遂げたいこと」になりました。この決断をした直後、これまで採用できなかった常勤歯科医師が獲得できました。

売上は当初の目標であった2億突破を掲げ、これを達成することができました。

最近では「自分が本当は何がしたい」という問いから、「自分には何ができる」「何を求められている」に形を変えてみたり、さらに「自分は何のために仕事をするのか」ということまで考えてみたりするようになりました。また院長研修で、自分の医院よりも規模が何倍も大きく尊敬できる先生の話を聞かせていただいたりしていると、徐々にこの先のイメージが固まってきました。数年前では想像できなかった、医院と自分自身の変化にワクワクしています。質の高い治療をすることだけが顧客満足につながるのではなく、質の高い組織へと成長することが、本当の顧客満足につながるということが見えてきました。

【規模拡大　事例2　より高い職位にチャレンジする機会を提供する】

院長研修での経営講義で、まず医院の目標とする経営規模を決めるというお話がありました。

そのとき、自分はもともと職人気質で診療に集中したいという思いと、能力的にも自分が運営できるのは、一医院が限界ではないかと感じ、分院展開はしたくないと思いました。

そこで組織化する最低限の2億円規模で安定経営を目指そうと考えました。

しかし、その後分院展開をしている先生の事例発表や、坂本社長のお話などから、やはり分院展開をしたほうがよいのか、将来の展望に少し迷いを感じるようになっていました。

経営計画についての講義を受けた当初は、まさにこの状態でした。

その際、社長から「中長期の経営計画を立てるのが難しいと感じる場合は、まずは単年度だけでも経営計画を立ててみるとよい」というお話をいただき、少し気持ちに余裕ができたので、ここ数年の経営数値を見直し、次年度の目標を立ててみました。

当時はちょうど年間売上2億円に、そろそろ届きそうな状況でしたので、2億円を目標とし、それを達成するためにホワイトエッセンスと矯正治療それぞれの単価や顧客数など、具体的な各種数値を確認し、それに伴って必要なスタッフ数や適正人件費なども計算しました。

そこで、ハッと気がつきました。

スタッフは皆それぞれに成長しています。自分が安定経営を目指すとすれば、人件費も計算上は増やすことができなくなってしまいます。

それ以上に、より高い職位にチャレンジする機会を提供することができません。

組織が成長発展し続けるための土台をしっかりとつくっておくことが、スタッフのため、そして一番大切な顧客満足・社会貢献を果たすためにも必要なことだと思いました。

昨年の年末年始に、そのことに思い至り、分院展開を目標とする経営計画をつくろうと考え、まだ正式な文書化はできていないものの、年始のミーティングで分院展開を目標とすることを発表しました。

今まで分院は考えていないといっていましたので、スタッフは驚いたことと思います。

この決定ができたことで、これからやるべきことがより明確になりました。

今スタッフが足りていても、分院展開時にさらに増員していく必要があるので、採用を積極的に進めていくこと、幹部・幹部候補生の育成に努めること、院内のマニュアル整備などやらなくてはいけないことが明らかになったのです。

また、スタッフも、医院の成長目標を共有してから、ますます成長意欲が高まっているように感じます。幹部候補生を目指したいといってくれるスタッフも増えてきました。

現在は10ケ月間で今年度の年間売上目標もすでに達成しました。

今後ともよろしくお願いいたします。

【規模拡大　事例3　診療時間を削ってマネジメントする勇気】

経営計画は実際に作成するとなるとかなり大変で、3ケ月ほどかけて十数頁ほどにまとめていきました。

そして経営計画書を作成してスタッフに配布するということはそれなりの「覚悟」が必要でした。

スタッフにもこの「覚悟」が伝わり、経営計画発表会が終わった後、幹部スタッフが「これからは経営計画書にのっとり、面談を行います。必ず面談時には経営計画書を用意してください」と、私が指示したわけでもないのにスタッフたちにアナウンスしたことに驚きと嬉しさを感じました。

経営計画を徹底する中で特に力を入れて取り組んだのが幹部スタッフの育成です。

私と医院のことを最も理解している歯科衛生士2名を幹部候補生に登用し、幹部スタッフとしての教育を始めました。教育時間を確保するために彼女たちのアポイントを削って知識投入を行いました。具体的には研修動画を視聴し、ドリルやテストを満点になるまで行いました。

さらに毎週1時間かけて院長と幹部スタッフの個人面談や会議を継続実施し、週に1度はマネジメント研修の時間を設け、経営動画を一緒に視聴して、意見交換を行いました。私も時間を捻出する必要がありましたので、アポイントを削って対応しました。

最初はエースの二人を臨床から外すこと、私の診療時間を削ることはとても怖かったと記憶しています。また当時は勤務医もいませんでしたので、売上が減ってしまうことを非常に恐れていました。

ただ、「このままではこれ以上の医院の成長は望めない」「今、これをしなければこれからもずっと院長依存の組織となってしまう」「何もしないと緩やかに衰退してしまう」という危機感から、勇気を持ってアポイントを削り実行しました。

売上が減ってしまうという心配は杞憂に終わりました。

幹部スタッフが成長することで医院の生産性が上がり、結果として逆に売上は向上しました。今では幹部スタッフは完全に臨床から離れてマネジメントや教育に専念しています。

経営計画書どおりに実行できているか？　できていないならその原因は何か？　それをどのように改善するか？　これらを私が指示することなく、幹部スタッフが自然に考えて行動するようになりました。

経営計画の実行に取り組んでから年間売上は1億5千万円ぐらいだったのが、2億4千万円に、ユニットは7台から10台に増えました。

これは経営計画書を作成し、それに基づいて医院経営を行った結果、またそれを実行する幹部を育成した結果だと思います。まずは経営計画書を作成することが院長依存脱却の第一歩になると思います。

【規模拡大　事例4　スタッフが40年間勤務できる組織づくり】

ホワイトエッセンスへの加盟前に2つの医院を経営していて、合計の売上が6千万円で赤字。理事長報酬をほとんど取れない状態でしたが、前々期に5億を突破しました。

そして前期は売上8億5千万円、経常利益が8千5百万円となり、法人の売上対利益率で10%を達成できました。

売上と利益の両方を拡大できた要因は社長の経営動画を何回も見ることで、経営に関する知識が増え、戦略的に実践したことが大きいと思います。

もともとは、100%近く保険の医院でしたが、今は自費率が4割を超えています。

戦略的には社長が推薦する立地に分院展開をし、新店の滑り出しがよかったことが挙げられます。

また、幹部に経営知識を教え、年間計画を立ててもらい、部下に降ろしていくという流れをつくったことで、医院全体の数字意識が上がり、生産性が上がったことも大きかったと思います。幹部からは経営の話をもっと聞きたいという要望があり、来月も幹部の要望で合宿を行います。

以前は週に6日間、診療時間内は、ずっと診療していましたが、現在は週に3日は診療しないようにして、本院では理事長希望の患者のみとし、分院でも1日に数時間くらいとしています。

診療をしていない時間は、取引先や銀行などの外部対応や内部的には幹部との会話に時間を使っています。

また経営動画の視聴や動画を教材としてミーティングで活かしたり、来期の分院の計画、調査、それに伴う経営計画の変更、今後の展望づくり、例えば来年の新人研修をどうするかなど、未来に向けた準備に時間を使っています。

規模が大きくなってよかった一番のことは幹部が育ってきたことです。

理事長の属人化がほとんどなくなり、私がいなくても医院が回っていて、売上が下がらないと実感しています。また資金的にゆとりができお金に困らなくなり、分院展開も銀行に頼らないで自己資金でできるようになりました。

採用も求人広告に依存せず、既存のスタッフが知人を連れてきてくれるため、募集をかけなくても増員が果たせています。

自分がちょっとはましな経営者になれてきたなと思えるので、法人の将来を考えることがいろいろな意味で楽しいです。

経営計画を作成していると、「20歳で入職したスタッフが産休育休を使いながら40年間働き定年を迎えて、さらに再雇用できる」。そんな強い法人になるために自分の代で基礎づくりをしたいという気持ちになります。

【規模拡大　事例5　社会に恩返しできる医院経営】

開業して2年目で1億円を突破し、それから10年間ほど1億円台で保険が97%の医院でしたが、今の売上は11億円となり自費率90%です。

昔の自分は、経営知識がなかったため現状に満足しており、将来に対して危機感が欠如していました。しかし社長の書籍や動画を人に説明できるくらいに繰り返し勉強していくと、規模拡大によって労働時間の短縮や福利厚生の充実などをしていかないと、生き残れないことが分かってくるようになりました。また私には売上意識があっても、利益の意識が低かったことにも気づきました。正常な危機感が芽生えてきたのです。

そしてスタッフの退職率を下げることが、利益を増やすことにつながることも明瞭に分かるようになりました。

社長から5ケ年の経営計画が必要といわれたときに、最初は先行き不透明な世の中で、そんな先のことを考えても分からないと思いました。

でも、お金や人材などに制限をつけず、自分の理想の医院とは何かを考え、そこから逆算していくと、行けそうな気がしてきました。実際に経営計画書を作成していくと、メタ認知が働き、これまで見えていなかった自分自身や組織の穴を痛いほど客観視できるようになりました。

昔はスタッフのことを信頼できておらず、何でも自分でやらないと気が済みませんでした。しかし組織の穴を防ぐためにはどうすればよいのかを徹底して考えていくと、自分にはない強みを持っているスタッフに仕事を任せていくことが重要であると気づくことができました。

そこで、経営計画書でスタッフに何をどこまで任せていくのかを明らかにして、毎週、軌道修正のために計画書を修正する時間を取るようにしました。

教育訓練は経営計画に基づき行います。

新人は1ケ月間現場に出さず、技術教育もせず、理念、規律、新人教育マニュアルだけの教育を行います。

またスタッフには社長の動画やクレド動画を繰り返し視聴してもらい、90点取れるまでテストを繰り返します。幹部の個人面談を毎週行い、一般スタッフとの個人面談は幹部に任せるようにしました。

その結果、診療から追われる日々から脱却できるようになりました。

昔は週に7日間休みを取らず、朝の9時から23時まで休みなく診療していましたが、今は週に3日間半日だけ診療をし、他は経営に時間を使っています。経営計画の修正、マニュアル作り、勤務医への技術教育、出店開発、幹部との面談やミーティング、市場ニーズの情報収集、CS（顧客満足度）対策、経営の勉強などです。

社長から規模が大きいと思ったとおりの経営ができるといわれていましたが、そのとおりだと実感しています。問題解決に追われる経営ではなく、将来の予測や予防のために先手を打って様々なことに挑戦できます。

数百万円単位の投資は即決断でき、意思決定のスピード感が昔とは全然違います。

目標は売上基準ではなく、利益や投資回収基準で考えられるようになっていきました。

毎年出た利益をすべて投資しても、次年度は売上が増え、さらに利益が増えていきます。そして利益が大きくなることで納税額も多くなり、国に貢献できていることを実感できます。また銀行からの信頼度が高まり、驚くくらいの低金利で融資してくれますし、魅力的な取引先をどんどん紹介していただけるようになりました。

ビジョンについて、昔と同じ内容で伝えても、規模が大きいほうがスタッフは共感してくれやすくなると実感しています。そして私がいいたいことを、下に伝えてくれるスタッフが増えてきました。

優秀な人材の出現は確率もあると思います。スタッフ数が増えると、一定確率で優秀な人材が現れます。募集をかけても規模で圧倒できますし、自信を持って人材採用できます。

優秀なスタッフは、法人を理事長の医院ではなく、自分の医院だと思ってくれたり、患者様のためを超えて、世の中のために頑張ると発言し、行動も自信にあふれ、大胆です。

それによって私は経営者の孤独から少し解放されています。

これからも普通の歯科医院では経験できない大きな仕事をスタッフに任せ、社会（納税）、顧客、スタッフ、銀行、取引先に恩返しができる法人づくりを進めてまいります。

第Ⅳ章　院長依存から脱却する組織づくり

■歯科医院における組織運営の重要性

第Ⅱ章の冒頭で医療は、診療、経営、組織運営の3つが揃って成立するという全日病の定義をお伝えしましたが、組織運営は経営における一部分であり、経営と並び立つものではありません。

それにもかかわらず、なぜ経営と同じくらい組織運営が重視されているのかといえば、チームワークが求められる医療機関においては特に重要な要素だからであり、また医師・歯科医師などが苦手としている分野だからでしょう。

そもそも組織とは何でしょう。院長先生ともう1人、2人いれば組織です。

組織の定義は、次のとおりです。『**共通の目的（理念・ビジョン）を持つために集まり、個人ごとに役割が決まっていて、各人が役割を完全に果たすことで、手伝いが不要な状態を目指す分業の仕組みを持つ集団である**』。

組織を一言でいうと分業です。分業化するためには役割を明確にする必要があります。

役割には3つの意味があります。一つは一般治療、矯正、往診、受付、助手など『職務ごとの役割』です。職務ごとの役割はマニュアルをつくり、教育訓練していくことで、その役割を果たす技能を身につけることができます。歯科医師や歯科衛生士は専門教育を受けているため最初からある程度の職務能力を持っており、技術マニュアルの用意や技術教育を熱心に行っている医院も多数あります。

問題は残り2つの役割です。歯科医院はこの2つの役割が明確になっていないことで、人間関係で揉めやすいのです。それは、『全員が守るべき役割』と『階層別の役割』です。

『全員が守るべき役割』には、やるべき行動規範である「方針」とやってはいけないルールである「規律」があります。特に規律遵守が重要です。

院長先生のスタッフに対するストレスの大半は、スタッフの技術力不足よりも、スタッフの規律違反です。

「上司命令を拒否したり、勝手なことをする」「院長や医院に対して批判的」「報告をしない」「遅刻や欠勤が多い」「無断残業をする」などの問題は、すべて規律違反です。

『階層別の役割』は、経営者、幹部、一般スタッフとしてのそれぞれの役割をいいます。上の階層から下の階層に向けて命令が伝達され、下の階層は上の階層からの命令に従い業務を行ったうえで、報告を徹底することが組織の基本の「キ」です。

階層別の役割分担が不明確な歯科医院では、経営ＴＯＰである院長先生が一般スタッフの役割である雑務を行い、それをスタッフも当然としています。

分院長やマネージャーという職位があっても、幹部の役割で最も重要な人材育成ができておらず、単に作業を頑張っている人だったりすることも少なくありません。

院長やベテランスタッフが新人や半人前スタッフの業務を手伝うことが常態化すると、上司は疲弊し、自信を失った部下は退職していきます。

そこでこの章では『全員が守るべき役割』と『階層別の役割』ついてお伝えします。

■全員が守るべき役割の第一は規律である

単なる集団と組織の違いは、規律があるかどうかです。

院長先生がひたすら診療して、どれだけしっかりやるかはスタッフ個々次第。真摯に取り組むスタッフもいれば、自分勝手なスタッフ、給料をもらうためだけに働いているスタッフもいる。このような状態は単なる集団であり、組織とはいえません。

ほとんどの医院では最初に電話対応、滅菌消毒、診療補助など、やってほしいことを教育します。そうではなく「やってはいけないこと」を先に教えます。規律教育とは「やってはいけないこと」を教えることです。1円もお金を使わずに、最も効果的で最初にすべき教育が規律教育なのです。

スポーツも最初に規律であるルールから教えます。もしサッカーのルールを知らない者同士で試合をしたら、退場者が続出して試合が成立しません。

職場でも同じことがいえます。「こんなメイクや髪形はいけない」「お金やモノを盗んではいけない」「嘘をついちゃいけない」「患者様からの苦情を隠蔽しちゃいけない」「院長の命令でもないのに勝手に残業しちゃいけない」「遅刻してはいけないし、会議の時間に遅れてはいけない」「患者様や取引先の情報を外に漏らしてはいけない」などがやってはいけないことになります。

そもそも自分で経営する立場のような人は規律という言葉に拒否反応を示しがちです。

「自由にやりたい。だから開業した。スタッフも自由にやって結果を出してほしい」

そんな考えです。しかし国には法律があります。法律を守り、それを取り締まる警察官がいるからこそ、国民は安心して暮らしていくことができるのです。

規律なき医院で働くスタッフには、そこは法がなく、警察官もいない無法地帯です。新人は何をしたらよいのか分からず、先輩の顔色や空気を読んで仕事をするしかありません。すると新人は患者様への気遣いよりも、組織内への気遣いでヘトヘトになります。

さらに院長先生の家族スタッフ、分院長、役職者、ベテランなどが規律を守らない状態でありながら、院長先生がスタッフに辞められると困るという意識で、規律違反を放置しておくと、スタッフの定着率が悪化します。

規律は、常識だからスタッフのほうで分かっていないとおかしいという前提は捨ててください。育った家庭環境や受けてきた教育で、常識感は人それぞれ違います。

スタッフの規律教育ができていない状態で技術や接遇の研修に行かせると、ある程度のスキルアップができたとしても、自分勝手な人間になります。

院長先生の中で、「スタッフの中で勤務医の態度が一番ひどい」と怒りをあらわにされている方が少なくありませんが、それは勤務医に対し、売上を上げるだけの人工（にんく）としてだけ使っていて、経営知識の投入や規律教育をしていないからです。

物覚えがよいスタッフや技術的な即戦力スタッフよりも、不器用であっても規律を徹底して守るスタッフが医院に長年在籍したほうが、圧倒的によい幹部に育ちます。

■規律ある組織づくりの3つの条件

規律ある組織づくりには3つの条件が必要です。

1つ目はスタッフにとって、ワクワクするビジョンやキャリアパスが存在し、その組織に将来性を感じられることです。

規律を守ることに喜びを感じる人はいません。誰しもが自由にやりたいと思うものです。それでも規律を守ろうとするのは、所属している職場に将来性があると思えるからです。

2つ目に院長先生自身が誰よりも規律を守ることです。

院長先生が規律を守らなければ、スタッフも守ろうとはしないでしょう。

院長先生が守るべき規律で特に重要なものは、「労働基準法を守る」「医療法や歯科医師法を守る」「保険の不正請求をしない」「脱税をしない」「就業規則を守る」「契約を守る」です。労働基準法で特に重要なのは、サービス残業をなくすこと、パワーハラスメントやセクシャルハラスメントの禁止です。

院長先生が規律違反に無自覚であったり、多少規律違反をしても、売上が上がればいいという意識で自分に都合よく解釈しているうちは、スタッフも規律を守ろうとしません。

3つ目に、規律を守らないスタッフを叱る勇気を持つことです。

能力不足やミスは叱ってはいけませんが、ルール違反は叱らないといけません。なぜならば、規律は能力がなくても本人が意識すれば全員が守れる役割だからです。

子育てに例えると、子供の成績が悪くても叱ってはいけませんが、社会道徳や家庭のルールを破ったときに叱らないと、団体行動ができない人間になってしまいます。

医院でも規律違反のスタッフを放置しておくと、ほかのスタッフも規律を守らなくなります。規律違反のスタッフに対し、叱れないという院長先生がいらっしゃいますが、それはスタッフに指摘して嫌われたくない、辞められると困る、売上を減らしたくないという恐怖心からきていることがほとんどです。

視点を今から未来へ移動させ、未来の医院のため、スタッフ本人のために規律違反を放置してよいのかを考えてみてください。技術力の向上や売上のアップだけに注力し、規律の徹底をおろそかにしていると、売上が増えるほど、スタッフ数が多くなるほど、経営リスクが増します。スポーツやゲームにはルールがあります。ルールがない状態でスポーツやゲームをしても面白くないでしょう。大人はルールの中で楽しみを見出し、安心を感じます。

一方で幼児は規律なく自由に感情表現します。

大人になっても規律違反を繰り返す人は、子供のように自由でいたいという精神の持ち主であり、たとえスキルが高くても精神的な未熟さゆえに感情が不安定である可能性が高いでしょう。院内で規律徹底をすると、そのようなスタッフはすぐに退職していきます。

しかし、規律を守る組織文化になっていくと、組織に秩序がもたらされ定着率が高まり、生産性も上がっていきます。

■規律教育の順番

規律の徹底を図るために、規律表を活用します。

就業規則の服務規律と規律表の内容が重複していることが望ましいです。内容は守る気があれば能力がなくても誰もが守ることができ、誰が読んでも守れているかどうかを客観的に計測できるよう言語化します。

規律表の例を次頁に紹介するとともに、ポイントを解説します。

「身だしなみ」の基準は言語化が難しいため上司判断とします。

職場の「整理整頓」はできている状態を写真に撮っておきます。

なぜ規律を守ることが重要なのか説明し、規律項目を穴埋め式のテストにして、100点を取れるまで繰り返します。

規律項目に対し、遵守度を本人と上司で○と×でチェックし、すり合わせをしていきます。△は使いません。○か×のどちらかです。○×をチェックする頻度は毎週が理想です。

そうすることによって守れていない箇所の改善に週間サイクルで対応でき、当月の規律遵守がより徹底しやすくなります。

規律遵守度は評価に反映させます。特に新人は規律遵守を最重要の評価項目とします。そうすることで秩序ある組織風土へ成長していきます。

また採用面接時に規律表を示し、守れるかどうかを尋ねるようにするとよいでしょう。

規律表

挨拶	地声よりも高いトーンで挨拶します。 出勤時「おはようございます」、退勤時「お先に失礼します」
身だしなみ	清潔感のある身だしなみをします。 合格基準は上司が決めます。
時間厳守	遅刻しません。会議の時間に遅れません。期限までに提出します。
意見提言	医院や本人に対する意見は直接伝えます。（陰で批評厳禁）
命令報告	上司命令に従い、報告します。
日報	日報を記載してから退勤します。
指揮系統	上司でない人の指示を上司の許可なく聞きません。 （担当者同士の話し合いは必要だが指揮権は上司にある）
注意時態度	上司から注意されたときに言い訳や否定語から入りません。
隠ぺい・ 虚偽禁止	ミス、備品や器具の破損などは隠ぺいや虚偽なく、上司に速やかに報告します。
苦情報告	患者様や取引先から頂戴した困りごとや苦情は、些細に感じることでも上司に報告します。
職務範囲	自分の仕事の範囲を狭めたり、新しい仕事を拒否するような発言や態度は取りません。
空き時間	空き時間ができたら上司の命令を仰ぎに行きます。
整理整頓	職場の整理整頓に努め、器具備品は大切に扱います。
残業	残業は上司の許可のもと行います。（無断残業しません）
来客応対	来客者を見かけたら「こんにちは」と挨拶します。 困っていそうな場合は「大丈夫ですか」と声掛けします。
取引先	院長に無断で患者・取引先と個人的な関係を持ちません。
院外持出	医院の材料、器具、商品を院外に持ち出す場合は上司の許可を得ます。
共通目標	ビジョン、目標、規律を暗記します。（知識テスト100点）
欠勤報告	病気、その他の理由で欠勤する場合は、前日午前中までにその理由と予定の日数を記入して上司の許可を得ます。 やむを得ず当日欠勤する場合は始業時間までに上司に電話します。電話がつながらないときのみメールとします。
機密保持	医院で知りえた情報を許可なく持ち出したり、第三者に話したり、インターネットに書き込みをしません。

■命令と指示の違いを知らないと組織がつくれない

院長先生のお悩みで「スタッフにいちいち指示しないとやってくれない」というものがありますが、実際には指示をしてもやってくれないというケースが多いように思います。

それは規律項目の中でも最重要な「命令と報告」ができていないからです。

院長先生は「指示」という言葉を時々使いますが、「命令」という言葉はあまり使いません。「指示」は同僚や先輩がほかのスタッフに行うものであり、強制力は弱く、相手の同意や納得が必要です。

「命令」は上司が部下に行うもので、強制力は最大であり、違反者には罰則があります。避難指示と避難命令では、避難命令に強制力があります。

したがって院長の役割は指示ではなく、命令をすることです。

命令というと冷たく感じるかもしれませんが、命令とは、部下が報酬を入手するために上司が行う最初の手続きです。報酬は上司の命令に対して職務を行った成果です。

命令は部下の行動を束縛するとか強制するというように考えるのではなく、命令があるから仕事が発生し、部下は報酬が得られるのです。

それが分かっていないと、上司命令と違うことをしていても、働いた時間分を生活給だと思って、給料がもらえるという考えのスタッフばかりになります。

報酬は上司の命令に対して職務を行った成果ですから、スタッフは手が空いたら上司に命令を聞きに行かないといけません。勝手にほかのスタッフの手伝いをするのは職務違反行為です。仕事の優先順位は上司が決めるものであって、部下が勝手に決めてはいけないのです。この考えを徹底してください。

上司命令と異なることをやっていれば生産性が低下します。命令をしないのは上司としての職責放棄です。命令してあげないとスタッフは成長できませんし、報酬が増えていきません。命令しても、守らないスタッフがいたとしたら規律違反なので、あなたの医院で働かせてはいけないのです。

その代わり、スタッフが命令どおりやって結果が出ない場合は、命令した上司の責任です。ですから命令は適当ではいけません。命令するほうは責任重大です。

命令どおりに実行してもらうためにも、依頼する仕事の目的、達成基準、期限、手順を相手が分かるように伝える必要があります。

どんなにスタッフのモチベーションが高くても、仕事の目的、達成基準、期限、手順を分かっていないと、そのスタッフは成果を上げられません。

すると院長先生や上司がフォローに入らないといけなくなります。

上司が正しく命令し、部下は命令に従うことで、生産性が上がり、職場に秩序がもたらされます。

■仕事は上司の命令で始まり、報告で終わる

命令↓実行↓報告のサイクルを繰り返すことで、スタッフが育ち、生産性が上がります。幹部がいる場合、院長が幹部を飛び越えて一般スタッフに直接命令をしてはいけません。幹部が形骸化します。

またAさんに命令するときに、Bさんに対して、「Aさんに伝えておいて」という伝言もNGです。必ず直接本人に命令してください。

命令は集団ではなく、一人ひとりに出します。3人とか5人とかを集めて、「これをやっておいて」と命令した場合、個人の責任範囲が不明確になります。

命令は一度に一つです。一つ命令して報告があり、次に命令して、またその完了報告を受けるというのを繰り返します。一度に「あれもこれもそれも全部やっておいて」と命令するとスタッフは消化しきれません。

命令するときは必ずアイコンタクトを取ります。診療や事務作業をしながらスタッフの目を見ないで命令をしても相手がその命令を理解しているかどうか分からず、確認しようがありません。確実にアイコンタクトをして命令してください。

命令で伝える内容は、その業務の目的、達成基準、期限、手順です。

特に期限の明示が重要です。今日中とか、1週間後と伝えないと、そのうちやればいいと人は思います。

また必要によりメモを取ってもらってください。

命令を伝えた後は、「何か質問ありますか」と疑問点を必ず尋ねてください。

命令が終わり、質問を受けつけた後で、最後に目的、達成基準、期限、手順をスタッフに復唱してもらってください。命令内容に対する理解度を確かめるためです。

次に報告についてです。

「仕事は、上司の命令で始まり、報告で終わります」

報告がなければその仕事は終了していないということです。

報告は命令された内容をすべて実行したとき、また障害が発生したとき直ちに状況を上司に伝えます。

何のために報告をしてもらうかというと、組織をどんどんよくしていくために、早く次の命令を下したいからです。だから必ず報告させてください。

命令がはっきりせず、結果報告も聞いていなければ、出勤しているけど何をしているか分からないスタッフに存在給を払い続けることになります。

重要な報告は口頭で命令者に直接行い、それ以外は日報で1日の報告をします。

院長先生は日報に対しフィードバックしてください。そうすることで日報における報告の質が高まります。

院長先生は自分で仕事を抱え込まず、部下に適切な命令ができるよう、命令技術を高め、報告を徹底させていくことが、生産性が高い人材を育成するうえで非常に重要です。

■作業割り当てで命令を効率化する

本来、命令は都度するべきです。一つ命令して報告を受けたら、次の命令をするということの繰り返しです。

ただし院長先生が診療している最中に手を止めて、都度命令をしていくのは無理があります。そこで作業割り当てとして、まとめて命令を行います。

作業割り当てとは、「上司が作業計画を立て、部下の職務遂行能力に応じた命令」をいいます。幹部が育っている医院では幹部が作業割り当てを行い、幹部が育っていない医院では院長先生が作業割り当てを行います。

『作業計画』に基づき、的確な作業割り当て命令ができると人材が育ちます。

『作業計画』では、誰が、何時までに、何時の時間帯に、何をやるかを明確にします。

作業計画で代表的なものにはシフト作成があります。

勤務医、歯科衛生士、それぞれの能力によって対応できる施術範囲があり、それによって割り当てる作業の範囲が変わってきます。

シフト作成にあたっては、ユニット稼働率と患者様が来院されたい曜日や時間を勘案したうえで、スタッフから不満が出ないように組んでいきます。

スタッフごとに、アポイントが入っていない時間帯や患者様のキャンセルが発生した場合、どんなことをしてもらうのかをあらかじめ計画しておき、朝礼のときに、各スタッフに作業割り当て命令をします。

助手に対しては、発注・在庫管理、受付、滅菌消毒などの作業を何時の時間帯に何分で行うのか『作業計画』を立て、作業命令しておくことで、都度命令する手間が省けます。

作業割り当てを命じて、部下に実行させてみた結果、その職務を完遂することが困難と判断した場合は、その仕事ができそうなほかの部下に依頼するか、依頼する仕事の量を減らしたりして、評価に反映させます。

適切な作業計画を作成するために、上司はスタッフ個々の知識や技能の見極めができている必要があり、見極めができていないと依頼する仕事の量の多さや難易度を間違えます。

教育とは不足している知識の投入をいい、訓練とは不足している技能の投入をいいますが、**知識や技能の不足点を見極めることを『考課』といいます。**

考課する手段として、「知識テスト」「目標に対する実績」「日報や個人面談」「院内練習での技能チェックや術後の上司チェック」「レポート提出」などがあります。

考課をすることで、どんな知識や技能が不足しているのかが分かります。

不足点を明らかにしたうえで、不足の改善を行うための教育訓練計画を立てます。

そしてテキストやマニュアルを教材として、知識投入や院内練習などによる技能投入を継続的に行っていくことで、スタッフに依頼できる作業割り当ての量や難易度を増やしていくことができ、院長でなくともできる仕事を全うできる人材が育っていくようになります。

■マニュアルとは院長の命令を完全表現したものである

歯科医院で人が育たない理由、生産性が悪い理由の一つに、同じ診療内容であるにもかかわらず、勤務医や歯科衛生士が自分の使いやすい診療機器や材料を使い、自分独自の手順で行うというものがあります。これを許していると、スタッフごとに生産性や技術力に大きな差が生じます。診療ミスが起きれば院長先生がカバーしないといけません。同じ診療内容であれば使うべき器具、材料、手順をマニュアル化しておく必要があります。

マニュアルは上司の命令を完全に表現したものです。

命じられた作業割り当てを果たすための具体的な手順や道具が規格化されたものがマニュアルであり、マニュアルがあれば、上司は逐一説明する手間がなくなります。

マニュアルをマスターすることで、生産性が向上し、人件費を3割以上圧縮できるといわれています。マニュアルどおりにできるかどうかは、評価と報酬の客観的根拠となり、新人スタッフの評価は、成果よりも、規律遵守度とマニュアル再現度にウエイトをおきます。

主なマニュアルの種類として、「治療ごとの手順と道具の使い方」「カウンセリング」「診療補助」「受付」「接遇」「発注・在庫管理」「清掃と滅菌消毒」「新人教育」「幹部業務」「採用・教育」などがあります。

マニュアルの徹底のためには次の3つを用意します。

1　教材

2　知識テストとチェックシート

3　教育訓練担当者と教育訓練の時間

教材はテキスト、フローチャート、動画マニュアルからなります。

テキストは、マニュアルの納得感を高めるものです。なぜ、マニュアルの手順がそうなっているのか、やってはいけないことが解説してあります。

フローチャートは作業手順が1枚にまとめられており、全体像を理解できます。

動画マニュアルは、見本となる動きをしている人物の動きを撮影し、撮影した動画に解説音声と字幕を入れます。一つの動画の時間は3分未満とし、短尺の動画をたくさんつくります。尺が短いほうが覚える速度が速くなります。そして成長を実感できます。

知識テストとチェックシートで知識と技能の習得度を考査します。

テキストやマニュアルの知識テストを行い、95点以上取れるまで繰り返します。

技能が伸びないのは、知識が不十分なまま体で覚えさせようとするからです。

マニュアル知識が高まったら、次にマニュアルどおりできるように技能訓練していきます。その際にマニュアルどおりできているかどうかをチェックするシートを活用し、全項目が○（マル）になるまで繰り返します。

マニュアルは教育訓練とセットで初めて効果を発揮します。マニュアルが存在しても教育訓練を行っていなければ、マニュアルは形骸化します。教育訓練は、教育を任せられる幹部が育っていない場合や小規模医院の場合、院長先生が自ら行います。

■経営者、幹部、ワーカー（労働者）からなる階層別の役割分担

これまで全員が守るべき役割として「規律」をお伝えしてまいりましたが、ここからは階層別の役割について解説してまいります。

階層別の役割は、経営者としての役割、幹部としての役割、ワーカー（労働者）としての役割の3階層に分かれます。

経営者は決める人です。幹部は決めたことを命令してやらせる人です。ワーカーは決められたとおりに目の前の作業をする人です。

売上が1億円未満の医院は、院長先生が経営者と幹部の役割を兼任する2階層の組織にします（小規模組織が幹部を設置すると、院長の命令が通らなくなります）。

経営者である院長先生と幹部を含むスタッフたちの役割における決定的な違いは、経営者は結果責任、スタッフは実施責任です。スタッフは院長先生が決定したことに対し、そのとおりに行動しなかった場合、不実施責任を負います。

「もっとスタッフの意見を聞いてほしい」。このような意見をスタッフさんから聞くことがあります。しかし経営知識がなく、マネジメント能力や実績がないスタッフの意見をいちいち聞いて決定していたら医院は傾きます。

決定権というのは、結果に対して全責任を負える者だけが持てる権利です。

スタッフは結果に対しては責任を取ることができません。医院がつぶれたら責任を誰が取れ

るのか。院長先生ただ一人です。

近代の組織論の中には、上下関係がはっきりしたピラミッド型組織は時代遅れなので、フラットなボトムアップ型の組織がよいという意見もありますが、それは知識労働ができている一流企業だけに当てはまる理論です。

トップダウンは権力の表れではなく、責任の表れであり全責任を負うのが経営者です。すべての人が喜ぶ決定は世の中に存在しません。

また、それぞれの役割の違いは、思考する時間の尺度の違いです。

経営者である院長先生は、組織メンバーの中で誰よりも遠くを見るようにします。5年先のあるべき医院の未来像を考え、経営計画書に表現し、今日の仕事をします。

幹部が思考する時間の尺度は1年間です。チームの年間計画を作成し、月次で達成を目指していきます。これができる幹部がいれば院長先生は目先の売上に追われることがなくなります。院長先生が5年先や3年先まで考えられないという場合は、1年先までの計画を院長先生の役割とし、幹部は1ケ月先までの計画を立てます。

ワーカーの時間尺度は1日です。ワーカーは上司命令のもと、日々の職務を果たします。

歯科医院で階層形成による分業化ができると、院長先生は自分がやりたい仕事だけに集中できます。目先の売上、採用、教育は幹部に任せていけるようになります。

そのためにも院長先生は、数年先の未来に向けて計画し、スタッフにとって将来性のある医院づくりをしていくための決定ができるよう自己育成を図っていくことが大切です。

■院長先生の経営者としての役割

経営者の役割は「決定すること」です。
何を決定するのかといえば5つあります。

① ビジョンと経営計画の決定
② 投資の意思決定
③ 価格と商品構成の決定
④ 人事評価制度の決定
⑤ 規律内容の決定と徹底

経営者の5つの役割は、経営TOPである院長先生（理事長）が行います。奥様や幹部スタッフに任せてはいけません。経営は、教育とかマーケティングなどのやり方の上手下手ではなく、経営TOPの決定で運命が決まります。

経営TOPの決定には、医院規模をどれくらいにするかの決定、お金の使い道の決定、時間の使い方の決定、誰を幹部にするかの決定などがあります。悪い決定は、何も決定しないよりも、ずっとよいことです。

決定を先送りしていると、問題がいつまでも見えてきませんが、決定さえすれば院長とスタッフは、その方向に動けます。

それで結果が出なければ院長の責任ですが、それも勉強であり、自分で決定した結果の失敗はかけがえのない経験となります。

５つの役割で特に重要な役割は、「①ビジョンと経営計画の決定」です。「②投資の意思決定」「③価格と商品構成の決定」「④人事評価制度の決定」「⑤規律内容の決定と徹底」は、すべて「①ビジョンと経営計画の決定」に従って行われるものです。

ビジョンを描き、ビジョンを実現するための目標や手順を経営計画書で明らかにし、その徹底を図ることが院長先生の最大の役割といえます。

たまに、目標を決めたり、計画書の作成を避ける院長先生がいますが、自分が大学を卒業して、どこかの会社に就職したと仮定してください。就職した会社にビジョンや3年先の計画も存在しないとしたら、そこでずっと勤務していこうと思うでしょうか。

将来設計がない経営者のもとで働いても、自分がどう成長できるかイメージできないでしょう。収益が伸び悩んでいたり、スタッフ育成に問題を抱えている医院は、院長先生にビジョンや計画がなく、日々の作業に追われています。

計画をするということは、アクシデントや最悪の事態も予測して、その障害を乗り越える対策も考えるということです。たとえ問題が起きても想定内だと腹をくくれているため慌てなくても済みます。そして売上利益や組織を自分でコントロールしやすくなります。

経営知識の深耕と行動の繰り返しによって、ビジョンが明確になり、経営計画を作成する力が身に付くようになります。

■孤独に投資の意思決定をする

経営者の2番目の役割は、「投資の意思決定」です。

経営の原則は、ビジョンを叶えるためにヒト、モノ、カネ、時間などの経営資源を継続的に投資することですが、投資の意思決定はＴＯＰの仕事です。

奥さんやスタッフに相談するものではありません。孤独になって決定します。

人の意見で投資して失敗したら相手を恨みます。成功しても再現性がありません。

スタッフや奥様からしてみれば、「今、なんとかなっているのに、なんで新しいことするの」とか「人手が足りないのに、なんで仕事を増やすの」と考えます。

一般的にスタッフや奥様は現在を見ています。つまり思考のモノサシが短いのです。それが普通です。

しかし、経営者である院長の思考のモノサシは長くないといけません。

3～5年後の未来を見据えて投資の意思決定をしていきます。

周囲の賛同を前提とすると、将来投資ができません。

また賛同者がいることを前提としたリーダーは魅力的に映りませんし、本気の協力者が集まりません。「あのう、これやりたいけど、どう思う?」よりも、「誰も協力してくれなくても、私は絶対にこれをやり遂げるのだ」という信念を持ったリーダーのもとに協力者は集まります。

このときに経営計画があると、将来のために適切な投資ができやすくなります。

人材は採用してから一人前になるまでに時間がかかりますから、教育訓練期間も含めて計画的に採用していくようにします。

診療機器の購入や移転・分院展開の際は、投資回収期間を考え、5年以上かかりそうな場合は投資を見送ったほうがよいでしょう。

投資回収期間の計算は、「初期投資額÷期待できる年間利益額」です。

仮に1千万円を初期投資してCTやマイクロスコープなどを買ったとします。そこから生まれる（売上ではなく）年間利益が毎年200万円であれば5年で回収できるためひとまず合格です。しかし果たして本当に年間に利益が200万円になるのかを考えたうえで投資の意思決定をしていかないと、ある程度の売上が上がっても赤字になったり、投資回収期間が長く返済が長期化することで、ほかに投資したいアイデアが湧いても、返済に追われ、お金がないから投資できないという事態に陥ります。

開業医が高額医療機器の導入を検討するのは、儲けではなく、よい医療を提供したいという動機がほとんどでしょう。しかし売上成長を続けている医療法人でさえ、年々利益が減っています。その理由の一つは高額医療機器への過剰投資です。

お金を継続投資していくことで医院は成長していくことができますが、大きな買い物をするときは、その製品やサービスを利用することによって、初期投資額の5分の1以上の利益を毎年出せそうかどうか、その可能性をいったんは検討してください。

■価格と商品構成はＴＯＰだけが決定できる

経営者の役割の３番目である価格と商品構成の決定はＴＯＰだけができます。

価格と商品構成の決定は売上に大きく影響するからです。

スタッフの立場で、価格が高いから売れないとか、こんなメニューはやりたくないとかいう権限はありません。そこに口を出すのは経営者に対する越権行為です。

歯科医院の保険診療は決められた点数で処置ごとの価格が決まっている一方で、自費診療は自由な価格設定ができます。

開業医の先生は、商品構成である技術の勉強は熱心にされますが、価格設定を適当にされている方が少なくありません。価格設定は経営科学であり、とても重要です。

たまに「自費の価格を安くすることで、自費の患者様が増えるかも」という期待感で自費を安く提供する院長先生がいらっしゃいます。

しかし安売りは、大企業しか行ってはいけない戦略です。

大企業は価格を安く抑えることができるよう、品質を落とさずに原価を下げたり、人を雇わず、機械化したりなど、資本力と高度な経営技術によって、「高品質・低価格」が実現できています。しかし人的サービス業であり小規模経営の歯科医院では、大企業のように品質を落とさずに原価を下げることは困難です。

安くした分、患者数を増やさないと売上が上がりませんが、患者数が増えても給料が上がるわけではないのでスタッフは嫌がります。そこで給料を上げたり、増員すると、今度は労働原価が上昇し、売上が上がっても利益が残りません。

なお、値引きで市場価格の半額になると一気に客数が増えますが、2割引き程度ではほとんど増えません。インプラントでいえば20万円未満、矯正は40万円未満でしょう。

一番やってはいけないのは周りの歯科医院に合わせることです。

周囲の医院に価格を合わせるということは特徴のなさをPRしていることになります。

どんな商品やサービスも中間の平均価格が一番売れません。

したがって、歯科医院の自費の価格戦略は、周囲の医院よりも高めに設定するのが正解であり、その価格にふさわしい品質と付加価値を用意します。

注意したい点として院長の技術が高いから金額が高いのではなくて、金額の妥当性は患者様が判断します。そのためには技術はもちろんですが、空間、接遇、アフターサービス、利便性など総合的な視点でサービスの品質付加価値を高めていきます。

商品構成は、院長がやりたい技術ではなく、市場が求めている技術の品揃えが重要です。それは保険診療、訪問診療、審美歯科（歯列矯正含む）のいずれかです。

保険診療の課題はどこの医院も行っているため差別化しにくく、生産性が高くないため、利益が少ないのと人材の採用や定着が困難な点です。

訪問診療は一般保険診療よりもニーズがありますが、さらに人材の採用や定着が困難です。審美歯科は価格にふさわしい技術とマーケティングが必要です。

■人事評価制度はスタッフが50名を超えてから

経営者の役割の4番目に「人事評価制度の決定」があります。

人事評価制度は、給与や賞与の金額を決定したり、幹部への昇格を決めたりする際に活用する仕組みです。

時々、院長先生から「人事評価制度をつくりたいが、どうやれば…」という相談を受けます。人事評価制度によって「頑張るスタッフにはその分給料を支払い、それによってモチベーションを高めたり、もっと売上を伸ばしたい」という考えであれば、それは幻想に終わります。人事評価制度によって評価の不透明感による不満は減らせますが、売上増大やモチベーション向上にはほとんど寄与しません。

人事評価制度が必要になるのは、社員数が50人を超えてからといわれています。社員が50人を超えると経営ＴＯＰの目が全社員に行き届かなくなるため、人事評価制度を作成し、幹部が人事評価できるようにしていくのです。どの幹部が評価しても同じような評価基準となることが必要です。

幹部が育っていない状態では人事評価制度があっても、運用できず形骸化します。

また社員数が少ない状態で人事評価制度を作成すると、経営ＴＯＰは社員のことをちゃんと観察しようとせず、数字だけで評価したり、制度に依存するようになります。

人事評価制度は、ＰＤＣＡのＣである評価です。

したがって、人事評価はＰＤＣＡのＰである経営計画で求められる成果と行動ができているかを評価するものであり、人事評価制度の前に経営計画の作成が求められます。

ただし人事評価制度がなくとも、人事評価自体は行っていく必要があります。

人事評価方法は、成果と勤務態度で評価します。

成果は5点満点評価、またはＡＢＣの3段階評価とし、勤務態度は規律表に基づき違反項目を減点評価とします。

成果に対する理想的な評価方法は、経営計画に基づき割り当てられた、個人ごとの目標管理制度の中での達成度を測定します（目標管理制度の詳細は、後述します）。

幹部の成果評価は、幹部の個人成果でなく、幹部が受け持つチーム全体の成果、部下のマニュアル再現度、部下の規律遵守度、部下の定着率などを評価します。

ワーカーである一般職の成果評価は、新人には成果を求めず、規律遵守度、知識テストの点数、マニュアル技能のチェックシート合格度などに基づき評価します。

入職して半年後からは、売上や患者様満足度アンケート結果など、成果評価も含めていくようにします。

経営計画や目標管理制度がない場合は、院長先生の主観や個人的な好き嫌いで評価するしかありません。その弊害はいろいろありますが、中途半端な制度をつくるよりも、それでよいと思います。

■幹部として必要な3つの役割と適正要件

組織の強さは幹部の強さです。幹部の役割を一言でいうと、院長が決めたことを部下に命令してやらせることです。ただし部下はロボットではないので、作業命令だけをしても、気持ちよく動いてくれません。そこで幹部は院長のビジョン、方針、価値観を理解し、スタッフがそれに共感してくれるように伝えていくことが求められます。

具体的な幹部の3つの役割を解説していきます。

『①医院の売上と利益向上の対策を打てる』

医院の売上が未達になりそうであれば、売上達成のための集客やリピート化の対策を打ち、経費コントロールをして利益が出る対策を打ちます。これができる幹部がいれば院長先生は月単位の売上を追いかける必要がなく、年単位で経営に取り組んでいくことができるようになります。

『②部下に作業割り当てをする』

前述したように作業計画を立て、部下の能力に応じて命令を出すことをいいます。作業割り当てが的確であれば生産性が大きく上がります。

『③教育訓練を行う』

部下の不足している知識や技能に対し、知識や技能を投入するための教育訓練計画を立て、実施していきます。教育訓練をしっかり行うことで、作業割り当てにおいて部下はできる仕事が増えていきます。

この3つの能力は、勤続年数が長い、歯科医師の資格を持っている、院長の家族である、とはまったく関係がありません。分院長、マネージャー、事務長などの肩書があっても、幹部の役割ができないのであれば、本当の意味で幹部とはいえません。幹部能力がない人材を幹部に設置していると、離職率が高まったり、利益が減ります。

規模拡大における経営の失敗の6割は、間違った人材を幹部に登用することだといわれています。幹部に登用してはいけない人は次に該当する人です。

・規律を守れない人
・新しいことに挑戦しない人や自己育成ができない人
・スタッフから嫌われるのが嫌で、愚痴を聞き同調の態度を取ったり、「院長がいったからやって」という指示をしてしまう人

特に規律面で院長先生に対し報告ができない人は致命的です。院長先生が幹部を物足りないと思っている場合、その幹部は院長への報告が圧倒的に足りていません。報告ができない人を幹部にすると、幹部は院長とスタッフの狭間で孤立し、無能化します。

分院長がマネジメントに興味がなかったり、幹部登用に向かない人材要件に該当する場合は、資格の有無にかかわらず、幹部人材を本院で育成し、分院に送り込みます。

繰り返しますが売上1億円未満の医院では、幹部を設置せず、院長先生が経営者と幹部の役割を兼務するようにします。

■どうしたら院長の右腕といえるような幹部が育つのか

「なぜ、院長依存なのか」といえば、幹部としての教育を受けたことがなく、幹部の役割ができる人材がいないからです。

規模が大きめの医院で「幹部が一般スタッフとのコミュニケーションをうまく取れていない」という悩みを聞きます。その場合、幹部と一般スタッフのコミュニケーションの改善を図るのではなく、院長と幹部のコミュニケーション量を増やします。

幹部は、院長が何を考えているのかが分からないと、自分の解釈や判断で院長の意図とは異なった伝え方をスタッフにしてしまうからです。

そこで経営計画書には、幹部としての役割、基準、してはいけないこと、すべきことなどを明確に表現し、経営計画書を教科書として、院長と幹部の個人面談を毎週30分間、定例化します。毎週の頻度で実施することが難しい場合は、隔週か月次の頻度から始めます。

議題は次のとおりです。

1　経営計画に基づく役割の中で、目標達成度、未達の場合は理由と対策
2　部下の育成や規律遵守度、および新人の状態
3　幹部からの困りごと相談

個人面接では院長先生が幹部からの報告に基づき、不明点を質問したり、助言をします。

大事なことは幹部の報告から始まる個人面談にすることです。幹部の当事者意識が高まりま

す。

また幹部が売上数字だけに追われないよう、個人面談時に院長先生のビジョンや価値観のすり合わせを常に行ってください。

この個人面談を繰り返していくことで、幹部の役割ができる人材へと育っていきます。

また毎年、会議室があるリゾートホテルで幹部と合宿を行うことをお勧めします。合宿ではビジョンについて話し合ったり、医院の問題と対策を明らかにします。

決してやってはいけないのが、幹部が頼りにならないという理由で、院長が幹部を飛ばして、一般スタッフに直接命令することです。これを行うとスタッフは幹部を上司としてみなさなくなり、幹部本人はただのワーカー（労働者）となります。

そして幹部にはその責任にふさわしい予算権と人事権を与える必要があります。

責任だけが重く、自由に使える経費予算や人材の採用や評価に関する人事権が与えられないと幹部は育ちません。これは経営の原則である「責任と権限の一致」です。

近年、大企業で流行っている360度評価を歯科医院の幹部や幹部候補に実施するのはお勧めしません。

360度評価とは上司、部下、同僚に同じ質問をして、本人のリーダーシップにおける傾向性を分析するものですが、これを実施された側の評価が低い場合、必ず傷つきます。

幹部の代わりがいくらでもいる大企業や人材の大人度が高い組織のみで通用します。

■ワーカー（労働者）の役割と育成

ワーカー（労働者）である一般スタッフの役割は、規律を守り、上司の命令どおりに目の前の作業をすることです。

仕事をなかなか覚えないとか、ミスが多いスタッフは、今この瞬間の業務に集中しておらず、未来や過去に思いをはせています。すると、上司命令が伝わらず、ミスを繰り返します。ですから、新人のうちは余計なことを考えず、目の前の作業に没頭できる習慣を身につけてもらうよう教育訓練を行っていきます。

繰り返しますが、教育とは、分業を実現するために、不足している知識を投与することです。訓練とは、分業を実現するために、不足している技能を投与することです。

知識が不足しているスタッフに、滅菌、アシスタント、スケーリング、受付応対などの技能から入ると間違ったやり方をします。人材育成は、先に知識を高めてから、技能です。

そして教育訓練は、不足点を発見する考課から始まります。

体の健康度を血圧、血糖値、尿酸値など数字で把握し、英語もＴＯＥＩＣを受験してから、学習対策を立てるように、売上、生産性、患者様からのアンケート点数などを数値化し、規律表、知識テストや技能チェックシートなどで知識と技能の不足点を把握します。

大切なことは意識改革でなく、作業を体で覚えさせることです。頭で考えなくてもマニュアルどおりに身体が動くよう教育訓練をしていきます。

時々一般企業から歯科医院に転職してきて、歯科は遅れていると指摘するスタッフがいます。その人材が前職で少なくとも年収７００万以上の管理職を経験していなければ、意見を聞く必要はありません。どんな業界にいてもその実力はワーカーとしての能力です。

新人が入職すると、院長は新人に一刻も早く作業をしてほしいことから、現場作業だけの教育を繰り返しがちです。

そして作業を覚えると、院内での教育がピタッと止まります。「早く現場作業を覚えてください。現場作業ができたらずっと続けなさい」。多くの歯科医院は見事なくらいこの構図です。売上数億円規模でも、院長依存で苦労が絶えません。

そこで現場作業だけでなく、将来の幹部候補生としてある程度の経営知識を投入していく必要があります。

まずはワーカーとして、規律を守り、目の前の作業を完遂できるようになったら、診療時間を切り、そこで徐々に経営知識を投入し、自分で計画を立てさせ、上司が承認し、計画どおりに実行できるように育成していきます。

成長とともに計画の尺度を1日、1週間、1ケ月と延ばしていきます。人がやりがいを持つうえで重要な原則に「計画と実行を分離させてはならない」というものがあります。命令されたことを実行するだけでなく、計画を立てられる人材へと育成していきます。

そして教育や作業割り当ての仕事を徐々に任せていき、幹部へと育成していきます。

そのように計画し、未来を見せてあげることがスタッフに対する生涯設計となります。

■目標管理制度で主体性を発揮する

目標管理制度は、院長先生が目指したい医院全体の目標とスタッフ個人の目標を連動させた仕組みであり、院長を含めた医院メンバー全員の個人目標の総和が、医院全体の目標になるよう設計します。

目標管理制度を機能させることで、院長依存から脱却できます。院長先生から一方的に降りてくる目標に対して、スタッフたちは「よーし、頑張って達成しよう」と、普通はなりません。

前項でお伝えしたように、経営の原則には「計画と実行を分離させてはならない」というものがあります。スタッフは自分で計画を立てることがなく、院長先生の命令に対して実行だけをしていく日々を過ごすと心がついていかず、不満を貯め込みやすくなります。

人は自分が「決めたこと」だからこそ、その仕事を「やり遂げよう」と頑張れます。

目標管理制度は、院長先生や幹部がスタッフを数字で管理するものではありません。スタッフが医院のビジョン、方針、規律の範囲の中で、自ら計画を自由に立案していくことで、自律型人材を育成していくことができます。

目標管理シートの雛形を次頁に紹介します。

スタッフの目標項目は医院全体の目標と紐づいている必要があり、各自2つから3つの目標を持ちます。目標数が多すぎると中途半端になります。

目標管理シート				
氏名			作成日時	
目標項目	目標値	達成期限	達成方法	達成度
1				
2				
3				

目標値の高さは上司の手伝いを必要とせず、かつ本人が背伸びすることで到達が可能なストレッチ目標とします。目標が高すぎると到達を諦めてしまいますし、目標が低すぎると本人は成長ができず、組織目標も達成できないでしょう。

達成期限は半年後か1年後が妥当です。

思考の尺度が短い新人に半年以上のスパンで目標を計画させるのは無理があるため、目標管理制度は入職1年以上を対象とします。

院長先生は、目標管理シートをもとに毎月スタッフと個人面談を行い、達成度を共有し、達成するためのアドバイスおよび支援をしていきます。これによって、スタッフの計画力と目標達成意識が高まり、評価への納得感が深まります。

目標管理制度を開始した当初は、スタッフ個人の目標の総和が医院全体の目標を大幅に下回ることがあります。なぜならば能力が不足しているからです。

不足分はしばらくの間、院長先生ないし、できるスタッフがカバーするしかありません。そのうえで組織の定義である「各人が役割を完全に果たすことで、手伝いが不要な状態を目指す」ための教育訓練を行っていく必要があります。

■組織が機能する「朝礼・終礼」「日報」「MTG（ミーティング）」「個人面談」

あなたは『朝礼・終礼』『日報』『MTG（ミーティング）』『個人面談』を行っているでしょうか。これらは業務時間中に行うものですが、診療時間を削ってこれらを実施すると売上が下がるのではないかと不安に思われるかもしれません。

実際にこれらのコミュニケーション自体は、何らかの成果を上げるものではありません。

しかし、組織を機能させるための大前提は、『仕事は役割分担するもの』であり、『仕事は上司の命令どおりにするもの』です。そこで、役割分担の自覚や上司命令をとおりやすくしていくためには、経営計画や目標管理と連動させたコミュニケーションを習慣化する必要があり、それが『朝礼・終礼』『日報』『MTG』『個人面談』となります。この4つのコミュニケーションは、お互いを補完しています。

『朝礼・終礼』は1日単位で上司から部下への命令と、部下から上司への報告を行うものです。朝礼で作業割り当て命令を出し、終礼で報告を受けます。『朝礼・終礼』で命令と報告のサイクルを回しておかないと、スタッ

	集合	個別
日次	朝礼・終礼	日報
定期	MTG（ミーティング）	個人面談

フが院長先生の診療中や打ち合わせ中に突然相談に来るということが繰り返されます。『朝礼・終礼』は短時間で複数名と情報共有できるメリットがある反面、上司から部下への一方的な伝達になったり、スタッフ個人ごとの状態を把握できません。

『日報』は、1日単位で部下が自ら計画を立て、上司に報告するツールです。『日報』を行うことで、スタッフは主体的にPDCAを回していくことができるようになります。ただし慣れるまでは日報作成に時間がかかり、上司からのフィードバックがないと形骸化する点に注意が必要です。

『MTG』と『個人面談』は、1週間、もしくは1ケ月のサイクルで行われます。『MTG』はスタッフ複数名に対し、一度で働きかけることができるため、長所としては時間効率がよく、参加メンバー全員と合意形成ができます。一方で、『MTG』に参加したスタッフによって理解度が異なるため、『個人面談』で補完する必要があります。『個人面談』は、スタッフ個々の能力、経験、モチベーションによって個別対応できますが、院長もスタッフも相応の時間を取られます。

『朝礼・終礼』『日報』『MTG』『個人面談』を習慣化しても、人材育成が進まなかったり、形骸化している場合は、目的ややり方が間違っている可能性が高いため、次項以降で効果的な運用方法を解説してまいります。

4つのコミュニケーションのすべてをいきなり導入するのが難しいという院長先生は『朝礼』と『日報』だけから始めます。

PDCAのサイクルが1日と短く、運用が簡単だからです。

■適切な「朝礼・終礼」でスタッフの主体性と生産性を向上させる

『朝礼』では1日のPDCAサイクルを回すためのPlan（計画）を共有します。

朝礼の副次的な効果として、不注意や連携不足によるミス発生の予防ができ、気持ちを仕事モードに切り替えることができます。

朝礼は1日の計画の共有にありますから、当日の目標共有に加えて、予約表に基づき、空き時間の作業割り当て命令をすることで、手待ち時間がなくなり、生産性が向上します。

またミスを予防するために当日の予約表に基づきスタッフ間および院長からの申し送り事項の連絡、仕事のスイッチをONにするための気持ちのよい挨拶の唱和などを行います。

スタッフ数が10人を超える場合は、グループ分けして朝礼を行うことで、当事者意識が高まります。

朝礼のリーダーは院長先生ではなくスタッフの輪番制とし、院長は朝礼の雰囲気をよくするファシリテーター（促進役）に徹します。そうすることで院長が一方的に話しをし、スタッフが我慢して院長の話を聞いている受け身の朝礼から、スタッフを主役とする主体性のある朝礼へと変貌していきます。また朝礼で大切なことはネガティブな話は避け、メンバーを明るい気持ちにしていくことです。

朝礼の適正時間は10～15分です。診療開始が10時の場合、出勤は9時30分とし、そこから朝礼を行い、診療開始の10時までに準備を完了します（朝礼と準備の順番は逆でも構いません）。

準備を短時間で終わらせるためにはマニュアル化と前日からの準備が重要です。

『終礼』は1日のPDCAでCheck（評価）にあたります。

診療が終わったら、後片づけ、清掃、明日の準備を15分以内に行います。日報は10分以内で書き上げます。その後に終礼を5分で行います。診療が19時までの場合は、19時15分までに片づけ、清掃、明日の準備を行い、日報を19時25分までに書き上げます。そこから終礼を開始して、19時半には完了して、タイムカードを打刻し、着替えて退出できるようにします（私服への着替えは支配者の使用下ではないため労働時間外）。

スタッフの残業をなくし、生産性の高い組織にしていくためにも、診療終了時間を超えるようなアポイントは決して取らないようにします。

後片づけ、清掃、明日の準備や日報に時間がかかり、終礼を業務時間内に終わらせることができない場合は、朝礼だけでも徹底して行います。

終礼では、本日の目標達成度の共有を行い、院長から労いの言葉をかけます。

労いは成果に対して褒めることではなく、結果がよくなくても、今日1日を一緒に過ごしてくれたことに対して感謝の意を表すことです。

また今日のよかった出来事をスタッフ同士でシェアします。この習慣を身につけることで、スタッフは仕事中によかったことを自ら探していくようになるとともに、気持ちのよい仕事の終わり方ができ、明日への活力となります。

■スタッフの思考が深くなる「日報」運用の方法

『日報』は、スタッフが自ら計画し1日のPDCAを回していくことで主体性が発揮され、思考力が深まるツールです。

また日報に書き出すという行為により、自分の考えを脳から取り出し、思考が整理され、モヤモヤした心をきれいに掃除できます。

院長先生にとっては、スタッフの日報を読むことでスタッフの仕事に対する意識や不足点を確認でき、教育訓練で強化すべきポイントを把握できます。

日報のフォーマットは、3つの欄に分けます。〈目標と実績〉〈振り返り〉〈上司からのフィードバック〉です。目標は、1ケ月間の目標を日割りした目標を書きます。そうすることで目標を考えるのは月に1度で済み、月間目標が達成しやすくなります。

1ケ月間の目標はスタッフ自らが考え、上司からの承認を得ることで、上司と部下の共有目標となります。目標は、売上だけでなく、患者様満足、自己育成、組織貢献などの目標も併せて設定することで売上だけを追いかけるのではなく、人材育成が図ることができます。

<目標と実績>					
	目標	実績		目標	実績
・売上	xxxx	xxxx	・患者様満足	xx	xx
・自己育成	xxxxx	xxxxxx	・組織貢献	xxxxx	xxxxxx
<振り返り> ・よかったこと／嬉しかったこと ・反省点と対策			<上司からのフィードバック>		

患者様満足目標の例：満足度アンケート、笑顔写真数、紹介者数、リコール率
自己成長目標の例　：マニュアル習得度、練習時間、知識テスト点数
組織貢献目標の例　：新人への声掛け数、症例写真数、トイレ清掃チェック

診療売上に直接貢献しない役割のスタッフも、物販売上目標、電話問い合わせからの予約率目標、適正在庫目標など、その役割に応じた目標を明らかにし、数字設定します。

そして実績には、目標に対する実績数値を記入します。

〈振り返り〉は、今日1日の中で、「よかったこと／嬉しかったこと」を書くようにすることで、ポジティブな発見を自ら探しに行くようになります。これがまったく書けない日々が3日続いたら、自信を喪失しているか、悩みを抱えていると判断し、声掛け、承認、褒め、協力などの約束を行います。この際に、たとえそのスタッフに至らぬ点が多々あったとしても、「もっと頑張れ」と叱咤激励するのではなく、共感することで、安心感を得てもらうようにします。

「反省点と対策」は、目標未達の内省と次回に向けた改善点を記入します。

「今日は×××という目標に対して…が未達で、その原因は私の…の行動が不足していた点にある。明日は…をして、できるようになろう」と記述します。

特に重要なのは、今日の反省点を他責にせず、自分の知識や行動不足によるものであると振り返ることです。目標未達の原因を自責として認識することで成長できます。

■「日報」における上司からのフィードバックの重要性

適切な上司からのフィードバックは、部下に気づきを与え、思考力を深めることができます。日報では、スタッフが書いた文章に対し、ゆっくりと考えてからフィードバックができますから、会話でうっかり発生しがちな言葉足らずのリスクが少なくなります。

フィードバックは「…してください」という指摘よりも、「…の原因はどこにあると思いますか」などのように、質問していくことでスタッフの思考力を深めます。

フィードバック内容は必ず「褒め」と「改善アドバイス」の両方を入れます。

褒めだけですと成長しませんし、改善アドバイスだけでは士気が低下します。

褒めと改善アドバイスの割合は3対1くらいです。自信を喪失しているスタッフには褒めだけにします。「褒めてばかりいるとスタッフがつけ上がる」とか、「心理学では人を褒めてはいけないとされている」という発言をされる院長先生がたまにいらっしゃいますが、今の時代、人は承認に飢えていますから、褒めを多めにしてください。

褒めのフィードバックは成果だけではなく、スタッフの患者様満足、自己育成、組織貢献の姿勢に対して承認します。そのためには目標設定の時点で前項にてお伝えしたように、売上目標だけでなく、自己育成目標、患者様満足目標、組織貢献目標を立てておく必要があります。

くれぐれも、売上成果だけに偏ったコメントやスタッフができていない点ばかりを指摘するコメントはスタッフの士気を下げるためお控えください。

売上成果だけを褒めていると売上主義になり、患者様満足やチームワークが低下します。スタッフの日報文面で自分ができていないことに対する記述がない場合やその原因を患者様やほかのスタッフなどの他責にしている場合は、「自分の知識や行動に不足はなかったですか」と気づきを与える質問型のフィードバックを行います。

日報へのフィードバックは、小規模医院や幹部が育っていない医院では院長先生が行います。一方で幹部が育っていなくても、スタッフが10名を超える医院の場合、院長先生が全員にフィードバックするのは大変です。

そこでスタッフの中から幹部候補を選び、院長は幹部候補生のみに日報のフィードバックを行い、幹部候補からほかのスタッフにフィードバックをしていくようにします。

ただし幹部候補からスタッフに対するフィードバック内容が適切でない場合もあるため、院長先生は幹部候補のフィードバック内容をチェックし、問題があれば改善を求めます。

スタッフには日報は10分以内で書くように指導します。文章を書くのに慣れていないスタッフは、最初のうちは30分くらいかかります。そこで新人は少し早めに診療を切り上げ、日報を書く時間を長めに確保します。

1ケ月間日報を継続しても、10分以内で日報が書けない場合は、診療中考えずに仕事をしており、日報を書く時間になって「さぁ、何を書こうか」という状態になっているため、診療中から日報に何を書くべきか考えながら仕事をするよう指導します。

■スタッフが育つ個人面談のやり方

先に「どうしたら院長の右腕といえるような幹部が育つのか」では、幹部育成を図るために行う個人面談の段取りについてお伝えしました。

ここではワーカーである一般スタッフを幹部候補として育成したり、定着率を高めるための個人面談についてお伝えします。

幹部が機能している医院は、一般スタッフとの個人面談を幹部に任せます。幹部が不在の医院は、院長先生が一般スタッフと個人面談を行います。幹部不在でありながらスタッフ数が多い医院の場合、院長先生は幹部候補生のみと面談します。

最悪なのはコンサルタントや奥様に個人面談を任せることです。コンサルタントや奥様がスタッフの不満を院長の代わりに吸い上げたり、教育を行うと、一時期はよくなりますが、継続するにつれ院長とスタッフの溝はさらに深くなります。これは大切な人とのコミュニケーションで間に弁護士など第三者を挟むようなものです。

個人面談の頻度は週に1回、30分間がお勧めです。毎週の個人面談でPDCAを確認していくことで月間目標が達成しやすくなるからです。

個人面談の本質は、スタッフから上司に対する約束の場であり、未来に向けてどうしていくのかを話し合う場です。個人面談で用意したいのは、目標管理シートと規律表です。

適切な個人面談の進め方は、スタッフから上司に対し、自己の役割における目標達成と規律遵守の○×報告からスタートします。大切なことは部下から話しを始めることです。そうすることで当事者意識が持てます。

部下からの報告を傾聴したうえで上司は部下に対し、承認、修正、質問をしていきます。規律を正す質問は「それは医院のルールではどうなっていますか」。

未来に向けた質問は「それは医院の成長にどうつながりますか」。

最後に「そのために今週と来週はどうしますか」と尋ね、次回の約束をして終了します。質問を繰り返すことで相手は考えます。個人面談を通じ、考える訓練を行っていくことでスタッフの思考は深まり、普段の業務も医院全体のことを考えて行うようになります。

お勧めしない個人面談のやり方は「困ったことがないか」を上司から部下に質問することから開始するパターンです。

相手の表情や態度におかしな点が見られない限り、困りごとは最後に尋ねるべきです。いきなり困りごとの質問から始めると、スタッフ目線での問題点をぶつけられてしまい、院長先生のメンタルがやられます。

ただし新人のときは、目標が定まっていないでしょうから、入職してから1年未満は「困ったことがないか」の質問から始めたほうがよいです。

不安な自分の気持ちを全部吐き出すことで気持ちが楽になり、この医院の上司は共感してくれると安堵感を抱けるからです。

■生産性の高いＭＴＧ（ミーティング）の開催と運用

ＭＴＧ（ミーティング）は複数のメンバーが会し、一定の時間を取られるため、無駄な開催は生産性を低下させます。

それでもＭＴＧを開催する意義は、一人ではできない成果を上げるためです。効果的なＭＴＧは、選ばれたメンバーだけで、一人ひとりが有している知識と経験を総動員し、全員が当事者としてディスカッションに参加することで、意思決定に関する合意形成を行うものです。

そのためにも院長先生がほぼ一人で話し続けたり、上から下に情報を伝達したり、資料を読めば分かるにもかかわらず資料内容をわざわざ発表するような報告会は行わないようにします。情報共有事項は、ＭＴＧ本番で行うのではなく、３日前までに文面で行います。参加者は事前に情報提供された文面を一読し、議論ができる質問を用意したうえで、ＭＴＧに参加します。

ＭＴＧの出席人数は院長先生を含め最大で６名までとします。それ以上の人数を参加させると当事者意識が薄まります。

ＭＴＧに参加できるメンバーは、議題に対してディスカッションできる知識や能力を持っており、空気を読めるものの、あえて忖度せずに、直球で意見をぶつけ合い、意見を衝突させる勇気を持っている人です。

ＭＴＧの司会進行者は、議論を活性化させるために、参加メンバーの発言に対し、「あなたはこの意見に対して反論はないですか」とあえて反対意見を募るようにします。反対意見をぶつけ合うことによって、会議という字のごとく、実際に会って議論する価値ある時間となります。ただし以上の前提でいくと、スタッフの中でＭＴＧに参加できるレベルには誰一人として至っていないという医院も少なくないでしょう。

その場合は、議論できるだけの心理的安全性か知識が不足していることが原因です。心理的安全性とは、組織の中で自分の考えや気持ちを誰に対してでも安心して発言できる状態のことです。心理的安全性は日報、個人面談、承認の声掛けなどで高めていきます。知識は勉強会を行い、社会人や経営に関する知識投入を図り、感想文を回収します。

ＭＴＧを開催した場合は、必ず議事録に残します。

清書をする時間がもったいないため、ホワイトボードに記載した発言内容をそのまま議事録として保存します。そのためにもデータ保存やプリントアウトができる形式の電子ホワイトボードがお勧めです。

参加者はメモを取るよりも参加者の表情、動作に注目して、相手の話を脳裏に刻むように心がけます。またＭＴＧで意見を出し切るようにして、ＭＴＧ外で同僚、院長、医院の批判は厳禁というルールを規律で徹底します。

最後に「誰がいつまでに何をやる、やらない」の意思決定をしたうえで閉会します。

ＭＴＧの議題が時間内に完了しない場合は、時間延長をせず、次回の開催に回します。

■上司をマネジメントする

マネジメントは上司が部下に対して行うだけのものではなく、部下であるスタッフも上司である院長先生をマネジメントしていく必要があり、院長はその必要性を教育します。

上司に対する不満を言葉にするスタッフがいますが、上司は批判されればされるほど、そのスタッフが嫌いになり、そのスタッフは仕事がやりにくくなります。

上司を批判する部下の心理は、自分の上司は立派な人であってほしいという思いが強いからです。精神的に未熟だとこのような考えが生じやすくなります。

スタッフの共通問題は上司との人間関係にありますが、上司も個性を持った一人の人間であり、強みも弱みもあります。

上司を改造したり、自分の価値観にあてはめることは部下の仕事ではありません。

仕事とは上司に合わせることです。この認識を持ったうえで上司へのマネジメントをしていく必要があります。

少なくとも年に2回はスタッフから上司に対し、個人面談時に次の質問をするように仕組化してください。

「私がどうしたら院長先生は仕事がやりやすくなりますか？　どうしたら仕事がやりにくくなりますか？」と。院長先生はこの質問に対し、「あなたのこういう点が助かっています。それをさらに強化してもらえれば、医院がもっとよくなり、私は仕事がやりやすくなります。逆にあなたのこういうやり方に私はやりにくさを感じているのですが、やり方を変えていただけますか」とフィードバックします。

また、院長でなくてもできる仕事、そのスタッフにしてもらいたい仕事を伝えます。

これらのフィードバックは、スタッフから質問を受けたときに、その場で回答せず、1週間熟考して返答するようにします。

次に報告や相談のタイミングを仕組化します。

上司は部下の仕事の進み具合や状態が分からないと安心して仕事を任せられません。

ですから上司は部下が行っている仕事や目標進捗度を常に知っておく必要があります。

報告や相談のタイミングとして、1週間後でも問題ない内容は、「毎週○曜日の○時～○時」、今日中で問題ない内容は、「毎日○時～○時」、クレームなど緊急性が高いものは、「今すぐ」と相談や報告するタイミングをあらかじめ取り決めておくことで、院長先生は突然の報告や相談で診療、思考、打ち合わせを中断されることがなくなります。

なお院長先生とうまく関係性がつくれるスタッフとそうでないスタッフがいます。

院長との関係を上手に構築できるスタッフは普段から院長を観察しています。

ほかのスタッフの院長先生に対する対応を観察し、どんな報告をしたら院長は喜ぶのか、どんなことをすると院長が怒るのかを観察しています。

そのように上司とのコミュニケーションを観察する重要性もスタッフに伝えていきます。

以上、上司へのマネジメントは、新人の時点から教育していく必要があります。

第Ⅴ章　人材育成と採用の原則

■すべてのスタッフを幹部候補として採用し、育成する

歯科衛生士の離職率の高さは異常値です。

入職して3ケ月以内で30％が離職し、そのうち75％は1ケ月以内です。

実感値として歯科助手の離職率はそれ以上に高いと感じます。

離職率が高いことで有名な介護士でも離職率は15％ですから、歯科医院のスタッフ定着率はきわめて低いといえます。

また看護師の有資格者のうち医療機関に勤務する者の割合は7割ですが、歯科衛生士の有資格者のうち歯科医療機関に勤務する者の割合は4割しかありません。

さらに歯科勤務医の正社員比率は低く、歯科医院は人材があまりにも流動的で不安定です。

なぜこんなにも歯科医院で勤務する人の定着率や正社員比率が低いのでしょうか。

歯科医院でのスタッフの定着率が悪い根本的な理由は、スタッフを人工（にんく）と考えている院長先生が多いからではないでしょうか。

「人が不足しているから作業員として補充したい」

「ユニットが余っているから人を増やそうか」

「院長の私が大変だから来てほしい」

などの理由は、医院側の都合であり、相手の立場に立てば、まったく魅力的な職場環境ではありません。

誰しもが人として生まれて、ドラマや映画で、素晴らしい人生があると知ります。でも歯科医院で働くと、来る日も来る日も単純労働作業、補助作業の日々です。スタッフをすぐに現場に投入すれば売上を生むため、現場作業だけを教えて、現場で使い続けます。女性スタッフの中には仕事に将来性を見出せず、結婚や育児が人生の目標になってしまう方もいます。

人材採用の本来の目的は欠員補充ではなく、院長のビジョンを叶える幹部候補生を雇うことです。我が医院で10年、20年と働き続けられたら、どんなふうに成長できるのかキャリアパスを設計し、採用の際に伝えます。

入職後は、現場作業だけではなく、定期的に経営知識を投入していきます。

すべてのスタッフに、将来のリーダーとなれる可能性があります。

スタッフが職場に求めるものは、「給料がよく、福利厚生が充実している」「教育訓練がしっかりしていて、成長できる」「人間関係がよい、院長先生を信頼できる」「やりがいや将来性がある」などでしょう。

このような職場環境は院長先生だけでは、つくり上げることができません。

スタッフにも経営知識が増えることで、スタッフは自分たちの未来のために、院長だけではなく自分たちの力も合わせて、職場環境をよくしていこうという考えが育まれます。

そのためにも院長先生は経営に時間を投資していくことが求められます。

■スタッフとの関係性をよくする目的

歯科医院のスタッフが退職する一番の理由は、院長先生との人間関係です。院長先生もスタッフとの関係で悩んでいます。

「スタッフとの関係性は良好であるとは言い難く、院内の雰囲気に活気が足りない」

「スタッフが自分のことを信頼していないと感じるときがある。孤立感を感じる」

「スタッフと何を話してよいか分からない」

時々院長先生から「どう伝えればスタッフは分かってくれますか」と質問されます。

そんなときは、その院長先生に尋ねます。

「過去の上司で最高だったと思う人を思い出してください。勤務先の理事長でも大学の恩師でも構いません」

「…はい、思い出しました」

「では尊敬するその方から次のようにいわれたら、どんな気持ちになりますか」

「○○先生、忙しいところ、悪いのだけども、この仕事頼めないかな」

「必要とされていて、すごく嬉しいと思います」

「では今度は過去最悪の上司を思い出してください」

「すぐに思い出しました（笑）」

「同じように『○○先生、忙しいところ、悪いのだけども、この仕事頼めないかな』といわ

ます。

以上のように命令は、何をいうかではなく、誰からいわれるかで、名誉にも、苦痛にもなりれたらどんな気持ちですか」

「迷惑です…」

市場の要求変化に対応していくためには、スタッフに急に無理を頼まなければならないときも出てきます。また一度決めた計画を変更せざるを得ないときもあるでしょう。そのときにスタッフとの間で信頼の貯金があれば無理を頼むことができます。

スタッフとのコミュニケーションは、仲よくすることが目的ではなく、信頼の貯金残高を増やすために取ります。そして必要になれば信頼貯金を降ろし、無理を頼みます。

そして減った信頼貯金をまた貯めます。この繰り返しが組織を強くしていきます。

信頼の貯金を増やす大きな方法の一つは「関心を向ける」ことです。

あなたが好きな人は、その人の能力や実績よりも、自分のことを分かってくれる人ではないでしょうか。人はどういう人を嫌いなのかというと、自分に関心を持たない人です。

なぜならば人間にとって「知らない」ことは得体が知れず恐怖だからです。

院長先生が、そのスタッフのことを「よく知らない」としたら、そのスタッフが何を考えているか分からず恐怖が働きます。逆に知ることで恐怖が消滅し、関心が高まります。スタッフに関心を示し、傾聴してくれる院長先生をスタッフは信頼し、情報の意思疎通のパイプが太くなります。当然、スタッフから院長に対しても同じことがいえます。

■自分愛と自己防衛の強さが信頼関係づくりを阻む

院長先生がスタッフとの良好な関係を構築していくうえで障害の壁となっているものに自己愛と自己防衛があります。

自己愛が強い院長先生の特徴としては、「他者からの賞賛を求める」「スタッフを褒めることができない」「一方的に自分の話ばかりをする」「スタッフに注意ばかりしている」などがあります。自己愛が強すぎると、ありのままの自分を受け入れることができません。妄想の世界に生きていて、他者評価よりもずっと高いところに自己評価があります。馬鹿にされるのが耐えられず、自分は優れていて特別な存在でなければならないと思い込んでいます。

次に自己防衛が強いと、他者評価を素直に受け入れたり、本当の自分の実力や人格的な課題点を認めることを恐れます。口癖は「私はあなたに対してそうは思っていないけど、他の人がそういっていた」「それはあなたのせいだ」など、他責発言の連発です。

心理学では、自己防衛も自己愛の一種といわれていますが、自己愛や自己防衛が強くなる原因として、思春期に学業成績のみで親から評価されたり、兄弟と比較されたりなど、親の愛が無条件の愛ではなく、条件付きの愛を受けて育つと、「優秀でなければ愛されない」「失敗すると嫌われる」という意識が強く働きやすくなります。

また逆に親が子供に過干渉だと、自分の非を認めることを覚えずに大人になってしまいます。

自己愛や自己防衛が強い人は根っこのところで、自信がないのです。だから、常に尊敬されなければならない、ミスをしてはいけない、相手に負けてはいけないと思っています。

これでは自分の成長を止めてしまいますし、相手からの信頼を失います。

人は誰しも欠点があります。自分の欠点に蓋をして振る舞っていても、他人から見ればその人の欠点はガラス張りでまる分かりです。スタッフはそのような上司に器の小ささを感じてしまいますが、始末が悪いことに上司本人は無意識なのです。

本人はただ単に弱い自分が傷つかないよう必死で自分を守っているだけです。

スタッフとの関係において、院長がスタッフとのコミュニケーションを恐れる理由は自己防衛からきています。スタッフに自分のことを否定されたくないため、スタッフとの会話を極力避けるか、スタッフに対し一方的に要求を突きつけます。

そういう場合は自分の長所に対する他者承認を求めるのではなく、ありのままの自分を自己肯定、自己受容してあげることが大切です。欠点も含めてありのままの自分を受け入れることです。

本当に好きな相手に対しては「この人は◯◯という欠点があるけども好き」という感情を抱きます。そういう気持ちを自分にも持ちます。自分の欠点を客観視し、自己受容できると他人の欠点に対する不快感が減り、人づき合いにおいて、苦手なタイプが減ります。

なおスタッフとのコミュニケーションが苦手だと認識している院長先生は、能力よりも、年長で母性愛が強いスタッフを雇ったほうが定着率は上がります。

■スタッフが勇気づけられる院長のコミュニケーション

定着率が悪い歯科医院の共通点として、院長先生の失礼な発言が挙げられます。「患者様の前でスタッフを怒る」が最も致命的ですが、スタッフの勇気をくじく発言を無意識でされてしまっている院長先生がいらっしゃいます。

仕事は新しいことへの挑戦の繰り返しであり、価値観の異なる他人と信頼関係を築いていくことが必要です。

そのために重要なことは勇気を持つことです。

スタッフを輝かせることができる院長先生は勇気づけの言葉を多用し、スタッフの早期退職を繰り返す院長先生は勇気をくじく発言を連発しています。

例として「辞めてもらっても構わない」「常識がない」「そんなことも分からないの（できないの）」「何回いったら分かるの？」「やる気はあるの」「しっかりしてくれよ」「ちゃんと、やってよ」「（私がやるから）もうやらなくてもいい」などがあります。

採用面接でも、「うちの仕事は大変だよ、覚悟ある」なんて質問をすれば、せっかく一大決心して面接に来てくれたのに、勇気を奪われて逃げ出します。

勇気づけの発言は、結果ではなく、過程を承認するようにします。子供の例でいえば、テストが高得点だったときに褒める場合と、勉強を頑張ったという過程を褒める場合では、どちらのほうが子供の勇気を育てるのかを考えると分かります。

結果だけを評価すると、結果が出ないと親から好かれないと感じ、勇気が奪われます。

スタッフに対しても同じです。売上など成果だけを褒めていると、売上を上げないと院長からの評価が下がってしまうと委縮してしまいます。それよりも、「練習を頑張りましたね」とか、「患者様のために勇気を持って提案しましたね」という伝え方をします。

また他者との比較ではなく成長を承認します。

「○○さん（ほかのスタッフ）のほうが信頼できる」とか、「△△さん（ほかのスタッフ）に負けているよ」という他者比較の発言は一発で勇気を奪います。

人は自分が成長できていると思えば頑張ることができます。

そこで「この前よりも上達したね」「以前よりも内省できるようになったね」など、本人の成長ポイントを承認します。また貢献や協力を承認します。

「あなたが○○のような働きかけをしてくれたおかげでチームワークがよくなっている」

「あなたのおかげで仕事がやりやすくて助かっています」

「協力してくれてありがとう」

これらの勇気づけのコミュニケーションを取るためには、普段の診療業務だけではなく、日報や個人面談などを通して、スタッフの変化をよく観察しておく必要があります。

院長先生の多くは叱られて育った世代ですから、スタッフを褒めることに対して心理的な抵抗があるかもしれません。でも何とか1ケ月続けてください。スタッフの変化よりも、自分自身の心境がポジティブに変化したことに気づけます。

■給料と人材育成

もし、給料を高くすれば採用がしやすく、スタッフのやる気が上がるというお考えであれば、改めてください。高給に釣られて応募してくる方によい人材はいません。

採用広告で高給与を強調している医院はスタッフの定着率が悪い傾向にあります。

歩合給を採用している医院が少なくありませんが、歩合給というのは生命保険の外交員、タクシー運転手、不動産や自動車販売の営業マンなど、その会社の名刺を一応持っていても、実態はフリーランスの集まりのような組織で採用されており、チームワークやビジョンに対して一丸となって目指すというような価値観は希薄です。

会社側も「成績が悪かったら職場を辞めてくださいね」という方針です。

ですから、歩合給制度の職場は軒並み離職率が高い傾向にあります。

人的サービス業の歯科医院は定着率が重要です。どんなスタッフでも5年勤続すれば給料にふさわしい戦力になっていることがほとんどです。

歩合制は「今月の売上を上げる」という短期的な成果には有効ですが、患者様にご満足いただいて継続的に売上を上げるという観点では、まったくもって駄目な制度です。

また、歩合制ですと、人材育成という観点を組み込むことが非常に難しくなります。

定着率向上に重要なのは院内メンバーの信頼関係向上であり、歩合給は信頼関係というよりは競争関係を育む制度です。

歩合給制度で長く働いていた人材は組織をつくるうえで最も重要な規律を守ることが苦手です。自分が稼げればというスタンスですから部下を持っても育成できません。

インセンティブでガンガン稼ぐ勤務医が独立した途端に医院の売上が半減したという院長先生がいますが、組織をつくっておらず、お金で一部の稼げる人材に依存した結果です。

１９４５年に「ロウソク問題」という実験が行われました。

一つのグループには早く問題を解いたらインセンティブを与えると約束し、もう一つのグループにはインセンティブの約束をしませんでした。

早く解けたのはインセンティブなしのグループです。

お金で釣ると思考が浅くなり、作業しかできない人材になってしまうのです。

ですから頭を使わせずに作業だけをさせておくというのであれば歩合給も有効です。

では、「どういう条件であればスタッフに高給を支払ってもよいか」ですが、「採用のためではなく、スタッフの生活の質の向上のために給料を業界平均よりも1割とか、2割多めに支払う、そのための前提として生産性が十分に高い医院へと組織化する」というのであればよい考えだと思います。また幹部となったスタッフには幹部手当を能力と実績に応じて固定給で支払います。ここでいう能力とは部下を育成する能力であり、実績とは部下全員の成果です。採用の時点から幹部候補生として考え、採用者には作業ばかりではなく、経営知識を投入していくことが、スタッフと医院双方のために重要なのです。

■モチベーションを高めようとしてはいけない

よく院長先生からスタッフのモチベーションを高めたいという相談を受けます。

昔、ハンス・フォン・ゼークトという有名なドイツの軍人がいて、彼はとても過激なことをいっています。「無能な働き者は銃殺するしかない」という言葉です。

彼のいう無能な働き者とは、一般的な能力の有無ではなく、上司の命令を聞かずに、自己判断で勝手に動き回る人を指し、そのような人材が組織の悩みと不安の種になるということです。院長先生がスタッフのモチベーションを高めたいという考えでいると、ゼークトが提唱していた銃殺すべき、無能な働き者を組織内に増やしていきます。

モチベーションを高めたいという上司の心理は、「部下がやる気さえ出せば、成果を上げてくれるだろう」というものです。しかし、間違ったフォームで運動しても結果が出ないのと一緒で、やり方が分からない部下がやる気を高めても成果が出ません。

間違ったやり方で声が大きいスタッフの存在は組織をかき乱します。

そもそもモチベーションは数字計測できません。

同様に数字意識とか、活気とか、自主性なども数値計測できません。モチベーションが高まったかどうかは院長の主観であり、実際には分かりません。

また、本当のモチベーションは自分の内部で湧き上がるもので、他人が与えても長続きしません。自分自身に置き換えると分かります。他人からモチベーションを高めてもらったとして、今後もそれを維持できそうかと考えてみてください。答えは「ＮＯ」でしょう。

他者から提供されたモチベーションは長続きしません。

ではどうしたら自分の内部から自発的なモチベーションが湧き上がるのでしょうか。

正しいモチベーションとは、始める前、成長する前に発生するのではなく、できなかったことに挑戦して、できるようになり、成長したときに発生します。

最初にモチベーションがあるから頑張れるのではなく、ピアノで好きな曲目が弾けるようになったとか、テニスでバックハンドが上手になったなど、頑張って上達した先に長続きする本当の内発的なモチベーションが得られます。

この点をスタッフにも伝えます。そうでないとモチベーションを上げることが上司の役目で、モチベーションが高まらないから、やる気が起きないと勘違いします。

自分自身でモチベーションを高めるためには、目標を持つことです。人は成功率50～70％の目標に向かって頑張ることで最も意欲的になれるそうです。１００％近い成功率では成長感が得られず、30％未満の成功率では諦めてしまいがちです。

適切な目標設定のためには、自分自身の不足点を認識できている必要があります。

そこで、上司は、部下の知識と技能を考課し不足点を明らかにします。そのうえで部下が少し背伸びすることで達成できるかもしれないストレッチ目標を設定します。そして部下の不足する知識と技能を補うための教育訓練を行います。

そうすることで部下は自己成長感による正しいモチベーションを得ることができます。

■新人の早期退職を防ぐために

新人の早期退職を防ぐために最も重要なことは、心の安全基地をつくってあげることです。ハイハイする赤ちゃんがやがて立って歩き、成長するにつれて、家の外や隣町にまで自分でいけるようになるのは、親の愛情によって心の安全基地の面積がどんどん広がっていくからです。友人とのコミュニケーションが気楽で楽しいのも、お互いの存在が心の安全基地となっているからです。

人は自分と価値観が異なる他人とコミュニケーションを取ると著しく消耗します。新人は黙って医院に立っているだけで、忙しく動き回るベテランスタッフの何倍もの神経をすり減らしており、心の安全基地が備わっていません。

入職して最初のうちから技術を詰め込みすぎたり、忙しくさせたり、残業させたり、逆に放置すると、不安感でいっぱいになり、早期退職に至る可能性が非常に高くなります。

どんなに院長先生や先輩スタッフが新人に対して熱心に教育しようとしても、その新人が過緊張状態であれば、本来の理解力、吸収力の半分も力を発揮できません。

スタッフの定着率を高めたり、スタッフが勇気を持って新しい仕事に挑戦していくようになるには、医院内において、心の安全基地の面積を広げてあげる必要があります。

そこで、新人に対しては、「あなたが存在するだけで嬉しい」というメッセージを送り続けるようにします。具体的には最初の半年間は、院長先生を含む全スタッフで新人に毎日の声掛けを徹底します。年に1回のお誕生会よりも、毎日の承認のほうがはるかに効果的です。「(手伝ってくれて)ありがとう」「(困っていそうなら)どうしたの?」「一緒にランチ食べよう」「もう帰ってもいいんだよ」「体調は大丈夫?」「何か相談ごとはない?」「元気そうだね」など、新人のことを医院のみんなで気にかけているというメッセージを送り続けます。

この効果として、新人の心の安全基地の面積を広げるだけでなく、院長先生や先輩スタッフの人への観察力、愛情、リーダーシップを育んでいくことにつながります。

逆に口が裂けてもいってはいけない言葉は、スタッフを見下したり、人格否定などの発言です。「常識がない」「そんなことも分からないの(できないの)」「やる気はあるの」「はぁ(ため息)」「役に立たない」「もうやらなくてもいい」などです。

また週に1回の頻度で、15分間の個人面談を行い、困りごとや悩みごとを聞いてあげるようにします。

近年、シスター制度など、新人に一人の先輩をつけることが流行っています。しかし、大企業で優秀な人材が大勢いる場合はかなり機能する制度ですが、姉役の先輩スタッフとの相性が悪いと新人は逃げ場がなくなりますから、歯科医院の経営規模の場合は、複数で新人をフォローすることが現実的な選択です。

そして、医院に経済的な余裕があれば新人は最初の1ケ月間は診療現場に出さずに、社会人教育を行うことをお勧めします。

■小規模医院の人材育成の注意点

小規模で現状維持のビジョンの場合、昇給が期待できませんし、幹部として活躍できるポストの設置ができず、成長意欲がある優秀な人材の採用は困難です。

しかしどんな人材でも5年も定着すれば医院にとって存在価値のある人材になっているはずです。そこで小規模医院の人材戦略はどう定着を図るかです。

絶対に守るべきは2つで「サービス残業をさせない」「健康保険と厚生年金の完備」です。この2つができているにもかかわらず、定着率が悪い場合は、院長先生のスタッフに対するコミュニケーションに問題があります。

野村総研の調査結果では業種にかかわらず、小規模組織の退職理由は圧倒的1位で、人間関係です。その理由の一つに小規模な組織に勤務を希望する人材はそもそも人間関係が不得意な傾向にあります。

そして歯科医院での人間関係は、スタッフ同士よりも院長先生とスタッフの関係性に大きく影響されます。そのため定着において圧倒的に重要なのは、院長先生の人柄です。

大きな組織であれば、経営者の人柄（優しい、平等に扱う、意見を聴いてくれる）はあまり重要ではありません。大きな組織の場合、一般スタッフにとっての直属の上司は経営ＴＯＰではないため、経営ＴＯＰの人柄はそれほど影響を与えません。ところが小規模組織では直属の上司が経営ＴＯＰとなるため、院長先生の人柄がすごく大事になります。

そうはいっても人柄をよくすることは規模を拡大するよりもはるかに難易度が高いでしょう。

そこで小規模であっても人材が辞めない組織の経営者たちが実行している3つのポイントをご紹介します。

1つ目は「個人的な問題に対して気を配る」です。スタッフによっては家庭が大変とか、体調が優れないなどの問題を抱えているかもしれません。個人面談で私生活上の困りごとで何か助けになることはないかを聞き、労働時間を短くするなどの配慮をします。

2つ目は「全員の前で発表する」です。勉強会に参加したこと、先月頑張ったことなどを全員の前でプレゼンします。発表者は毎月交代します。プレゼンを行った人は自信を深め、聞いているほうは尊敬度が上がります。

3つ目は強みのシェアです。自分では自分の強みが分かりません。そこで毎年、自分以外のスタッフ（院長先生も含む）の強みを紙に書いてお互いに渡します。

なお上司として必要な人柄と部下から好かれる人柄はイコールではありません。

成果よりも部下から好かれることを目指している上司は、労働条件をよくしていくために必要な経営資源を増やすことができません。また部下に依存させてしまうため部下を成長させることができません。上司は部下から好かれるのではなく、支持される存在でなければならないのです。

■歯科衛生士の採用

採用において即戦力を中途で求めがちですが、社会人教育をしっかり行っている医院が少ないことから、中途はある程度の技術があっても、社会常識が不足している方が少なくありません。したがって採用は新卒が基本です。

新卒は、歪んだ仕事観が入っておらず、教育した分だけ、育ちやすいといえます。また人は年を重ねるほどに新しいことに挑戦することを忌避する傾向にあるため、その点からしても若い年齢の方がお勧めですが、変化意識は、個人差が大きいため年齢だけでは判断できません。

採用方法としてインターネット広告やエージェントの活用が一般的ですが、それですと勤務条件重視の応募者が多く、よい人材の採用が困難です。

インターネットで採用する場合は、採用専用サイトを制作し、そこで仕事のやりがい、成長性、教育体制などを訴求することで勤務条件以外の面で応募者を増やすことができます。インスタグラムとティックトックを運用し、採用ページへの導線を設計します。

一番お勧めの採用方法は、あなたの医院に勤務しているスタッフから知人を推薦してもらうリファラル採用（社員からの紹介採用）です。

リファラル採用は、「院長先生が信頼できるスタッフからの紹介による採用」が前提であり、それによって優秀な人材を、低予算で採用しやすくなります。

リファラル採用を可能とするには人材育成ができている必要があるため、医院の職場環境や人材育成の改善のきっかけともなります。さらに職場の魅力を医院に紹介したい知人に語ることで、既存スタッフの職場に対するエンゲージメントを高めることができます。

リファラル採用のボーナスは面接に来た時点、入職した時点、1ケ月後、3ケ月後、半年後、1年後と短い期間で紹介してくれたスタッフに小分けに支払うと効果的です。これによって面接応募数を増やすことができ、紹介スタッフのかかわりによって新人の離職率を引き下げることができます。

新卒の場合は、学校説明会、およびバスをチャーターして学校から学生を医院見学に引っ張ってくるのが有効です。

採用はお金よりも、手間をかけます。手間をかけて採用するから大切に育てようと思うのです。売上1億円までの規模は院長先生が採用業務を担当します。売上2～4億円の規模は法人内で最も感じがよく好かれやすいスタッフの労働時間の半分を採用業務につぎ込むようにし、5億円を超えたら採用専任者を決め、採用と初期教育（社会常識）のみを担当してもらいます。

採用面接では、以前の職場での上司や組織批判はないか、虚弱体質や精神疾患はないか、規律を守れそうか、自分の不足点を自覚していて内省ができそうな人物かを見極めます。

また医院のビジョンやキャリアパスを語ることで、優秀な人材を採用しやすくなります。

■採用面接で組織人としての適性を見極める

上司との関係をうまく築けないスタッフに共通しているのは、評価は上司が行うという認識がなく、自己評価してしまう癖があるということです。

そのため院長先生から見ると全然できていないのに、自分ではできているとか、あまり頑張っていないのに自分は努力しているつもりという認識になり、上司からの評価に不満を抱きやすかったり、自己の不足点に対する内省がないため成長できません。

また組織は縦の関係であるという認識が低いと、院長先生と信頼関係を築くことよりも、同僚と仲よくなることを優先します。

そのため院長先生の命令を聞かなかったり、催促しないと自分から報告をしてこなかったりします。

ワーカーの立場にもかかわらず、院長と対等と思っていたり、評論家のように医院の問題点を批評する傾向もあります。

「評価は上司がするもの」「組織は縦の関係である」ということに対して不認識のまま仕事をすると、早期退職やネガティブ発言で周囲のやる気を奪っていきます。

原因は本人の社会常識の欠如です。

そこで採用面接時に5分間の時間を取って次のチェックを本人にさせてみてください。本来は1つもチェックがつかないのがまともな社会人ですが、3つ以上該当すれば要注意です。ただし、新卒や25歳までのスタッフは該当箇所が多くても教育で改善できる見込みが多分にあります。

〈評価は自分ではなく、上司がするということの理解チェック〉

□自分が正しいと思えば上司の反応は気にしない
□「やったことの振り返り」よりも「次はどんな新しいことをやるのか」を考えたい
□周りの評価よりも、自分らしくあることが何より大切だ
□上司からの指示命令に納得いかないことが多い
□結果よりも、自分のがんばりを評価して欲しい

〈組織は縦の関係という理解のチェック〉

□組織で生きていくうえで最も重要なことは同僚とのつながりである
□仕事の相談を直属の上司以外の同僚や上司にすることが多い
□医院が成長する第一条件は「仲がよい職場であること」である
□自分ができないことを部下に指示命令する上司はダメな上司だと思う
□上司命令よりも、同僚の助けになることを優先したい

■技術よりも仕事に対する考え方を先に教育する

一般的に歯科医院の教育は歯科知識や技術などのスキル教育中心です。しかし、先に考え方の教育を行ってからスキル教育に移行したほうが、医院の組織力が上がるだけでなく、スキルの習得度合も早くなります。

なぜならばスキルを高めることは、本人にやる気があることが前提だからです。スキルの習得は一朝一夕にできるものではありません。

考え方教育によって、忍耐力、集中力、自己育成意欲などを高めていくことができます。考え方はスキル成長の差だけでなく、仕事のやりがいにも大きく影響します。

同じ職場で同じ仕事をしていて、活き活き仕事をしている人とそうでない人がいるのは、仕事そのものや一緒に働く仲間や患者様に対する「見え方」や「感じ方」の違いによるものです。何か状況に直面したときによい受け止め方と悪い受け止め方をする人がいて、それが考え方のレベルの差になります。

自分も相手も不幸にしてしまいがちな考え方の例としては、自分と他者を常に比較する、自分にとって都合よく考える、ささいな出来事や人間関係に過剰に反応する、完璧主義で他者にもそれを求めすぎる、相手の言動を勝手に悪いほうに捉えるなど、様々ありますが、考え方のレベルが低いといつもイライラしたり、不安が多く自信を喪失したりと精神面で様々な悪影響を及ぼします。

そういう状況に自分をずっと置いておくとやがて自分が壊れてしまうため、「院長のせい」「職場のせい」と他責になり、やがて転職することになります。このような考えで新しい職場に移っても同じ問題を繰り返します。

逆に考え方がよいと同じ状況でもハッピーな気持ちになれます。

ですから考え方を高めたほうが院長先生もスタッフもやりがいを持って仕事に臨むことができます。

もう一点、考え方教育の必要性は、「社会人としての当たり前の基準」のすり合わせです。人は育ってきた環境、知識、経験の程度によって当たり前の基準が異なります。

友人や家族関係においては本人と価値観が似ているため当たり前の基準のズレを感じることは少ないでしょうが、職場は当たり前の基準が異なる人の集合体です。

ですからAさんにとって当たり前の振る舞いが、Bさんにとって非常識だったりします。当たり前の基準が違う人同士が同じ屋根の下で共同作業をするというのはストレスの源になります。これを放置しておくと「私の気持ちを分かってくれない」という不満を相手に感じるようになります。特に社会人経験の少ない若いスタッフの場合は優しさの意味を勘違いしていることがあるため、上司の決断に対して「酷い、冷たい」という思い込みをすることさえあります。

したがって仕事に対する考え方を学ぶことは、お互いが気持ちよく働くうえでのマナーを学ぶことに通じます。

【人材育成　事例1　診療時間を切って練習する】

院長研修を受け、私自身の経営に費やす時間が圧倒的に少なく診療に逃げていたことをまざまざと実感しました。

経営に時間を使う勇気が不足していた原因は経営の知識が不足していたからです。そのためモグラたたき経営&人生になっていたことに気がついたのです。

そこで、経営動画を古いものから順番に視聴し、ノートを取り、後から復習もできるようにしました。また、視聴直後に掲示板に要点を投稿することを自分に課したのです。

1ケ月ぐらい続けていくと、スタッフの教育訓練に時間を割く勇気と覚悟ができるようになりました。今までの私は、診療時間中になかなか、スタッフの練習の時間を割くことができませんでした。目先の売上を気にしていたからです。

しかし、経営知識が増えてくると、目先の売上よりも、中長期的な医院の成長を考えることができるようになってきました。そうして診療時間中に練習時間を設け、昼休み前後には私のアポも切って一緒に練習をしました。その分売上は減りましたが、医院の発展には必ずプラスになると確信があるので、自分の中ではびくともしていません。

数ケ月前の自分でしたら、想像もつかなかったことです。

今は、経営の知識が増えることにより、診療とは違った楽しさが分かるようになってきました。そして経営者としてレベルアップをしていきたいと思います。

【人材育成　事例2　スタッフの熱意を高めるためには】

コロナ禍にもかかわらず当院では業績アップを果たしました。

しかしスタッフは真面目に仕事をしてくれているものの熱意が感じられません。

どうすれば、もっと熱意を持ち、活き活きと仕事をしてくれるのか。そのための育成はどうすればよいのかを悩んでいたところ、社長からビジョンや経営計画よりも重要なのは、何だと思いますかと質問され、私は院長がスタッフの承認欲求を満たし、院長が好かれることと答えました。すると社長は貢献意欲が最も重要で、サービス精神を他人に発揮する行動が大切だと答えました。

私は「そうそう、スタッフには貢献意欲とサービス精神が足りない」と同意したのですが、すかさず社長が「スタッフじゃなくて院長です」と答えられ、ギクッとしました。もともと自分に足りていないという自覚があったからです。

医院全体で患者様に満足していただいたり、スタッフに貢献するためには、院長の診療時間を切って、経営や教育をしないといけませんが、それができない自分がいました。

しかし、その状態ですと院長は熱意がないスタッフとずっと働いて行くようになります。

いつまでもそれでいいのかと考えたときに、自分の熱意ある姿勢を示すのは今しかないと考えました。そこで経営計画に私の貢献目標を取り入れ、診療時間を割き、貢献とサービス精神を発揮できる院長を目指すことを決断し、現在は、絶賛実践中です。

第Ⅵ章　マーケティングに強くなる

■マーケティングとは何か？

マーケティングという言葉は、マーケット（市場）＋ing（進行中）の組み合わせであり、進行する市場ニーズに合わせていくことを意味し、顧客視点で売れる仕組みのことです。

経営の目的は「市場の変化する要求に対応していくこと」ですから、院長先生の仕事は、マーケティングの実践にほかなりません。

マーケティングにおける出発点は、「患者様を含めた生活者の人々が歯科医院に対して何を要求しているのか」を理解することです。

歯科医師は勉強熱心な方が多いため、最新の臨床技術に関して、熱心にセミナーを受講したり、時には海外にまで勉強に行かれます。

しかし、その技術へのこだわりは、果たして患者様にとって本当に必要なのでしょうか。また歯科界で流行っている臨床メニューを生活者が求めているとは限りません。

技術の勉強と同じくらい、あるいはそれ以上に顧客理解の勉強が大切です。

売上は生活者が運んできます。安定して売上を上げていくには、患者様を含む生活者の望みを実現する必要があります。そのためにも「自分のこだわり」を捨て、人々が歯科医院に要求していることを理解し、対応していかないと患者様から選ばれにくくなります。

歯科治療における患者様の要求は、本質的には「治癒」ですが、「何度も通うのが嫌」「痛くされるのが嫌」という方が大勢いらっしゃいます。

それに対して通院回数を少なくしたり、全スタッフが極力痛みを出さない施術をできるように徹底して教育訓練していくことがマーケティング志向であるといえます。

患者様や生活者のニーズを知る方法はいろいろあります。

スタッフが担当している患者様にも院長挨拶を行い、医院に対するご要望をお聞きします。「なぜ我が医院を選んでくださったのか」「どんなお困りごとがあるのか」「どうなりたいのか」「（医院に対して）どんなご要望があるのか」などをお聞きします。1ケ月間実践してみてください。臨床セミナーで習うノウハウよりも、貴重な情報を患者様が教えてくださいます。

また患者様へのアンケートを実施し、毎朝それに目を通し、必要なところを改善していくことも有効です。

グーグルの医院に対する口コミは根も葉もない中傷を書かれることもある反面、医院アンケートと異なり本音が分かります。

なお予防歯科や審美歯科の強化にご興味をお持ちならば、今の時代の生活者は健康や美容に対して年代別にどんな価値観を持っているのか、ヘルスケア&ビューティーで成功している企業は何をしているのかに対して、情報収集をしていくことが大切です。

虫歯や歯周病の罹患率が減っていく中で、院長に依存せず今後、長期的に生き残れる自費診療は、ホワイトニング、歯のクリーニング、矯正、CAD／CAM補綴の4つだと思っております。

■患者様から選ばれる医院づくり

歯科医院を含む店舗産業はどんな業種であっても、繁盛店には選ばれる4つの理由が揃っています。

1　欲しい商品やサービスがある
2　便利で快適である
3　その店やサービスの存在を知っている
4　品質に対して価格が妥当である

選ばれる理由の1番は、「欲しい商品やサービスがある」です。

その一番手は外来の保険診療ですが、どこの歯科医院でも行っているため、差別化しにくく、保険診療中心では規模が大きな医院が選ばれがちです。次に訪問歯科診療です。

自費の場合、ニーズが高いのは1番にホワイトニング、次にマウスピース矯正です。ホワイトニングはホームホワイトニングよりも、一度の来院で漂白効果が実感できるオフィスホワイトニングが望まれます。どんなにニーズがあるサービスを揃えても、提供する人材が不足していてはサービス提供できませんから、選ばれる理由の1番目を満たすには、人材の採用や育成が重要になります。

選ばれる理由2番目の「便利で快適である」の「便利」とは、「患者様が通いやすい立地にある」「通いやすい診療時間である」「十分な駐車場の広さである」「待たされない」「説明や処置の時間が長すぎない」「通う回数が少ない（無理に通わせていない）」「予約が取りやすい」「掲示物や資料が充実している」などです。

「快適」は、不快ではないと理解しておいたほうがよいと思います。「痛くない（インスツルメントの扱いや麻酔が丁寧）」「クリンリネスが徹底している」「スタッフの接遇や院長の態度に横柄さや冷たさがない」「身だしなみに清潔感がある」などです。

選ばれる理由3番目の「その店やサービスの存在を知っている」について、欲しい商品やサービスが充実し、便利や快適だったとしても、存在を知られていなければ、意味がありません。認知度を高めるために重要なのは立地、広告、ＳＮＳ運用です。

最後に「品質に対して価格が妥当である」ですが、選ばれる理由の1～3番目を高める努力をせず値引きから入ると、売上があまり増えず、利益が大幅に減ります。

選ばれる歯科医院4つの条件は採用においてもあてはまります。

1番目の条件である選ばれる商品とは、スタッフにとってやりがいのある仕事、ビジョン、キャリアパスなどです。

2番目の便利や快適性は、通勤に便利な立地、勤務時間、人間関係が良好なことです。

3番目に医院の知名度や評判が高いとそれだけ応募者を集められます。

最後の品質に見合った価格とは、仕事内容に見合った給料や福利厚生です。

最後の条件である給料や福利厚生の改善から入り、その他の3つの条件を改善しないままでいると、医院の競争力を下げたり利益を圧迫したりします。

- 売上
  - Kr数
    - ①ユニット数×歯科有資格者数
      - 採用力
      - 定着力（1年以内の離職率30%未満）
    - ②生産性
      - IT活用（特に時間管理と数値管理）
      - 教育訓練（規律とマニュアルどおりにできる）
    - ③保険一般診療、訪問診療
    - ④利便性と快適性
      - 利便性
      - 快適性
    - ⑤告知 ―― インターネット、看板
    - ⑥次回のアポイントの徹底／リコール
    - ⑦歯のクリーニングでのリピート化
  - 単価
    - ⑧ニーズがある自費メニュー（ホワイトニング、歯列矯正）と提案力
    - ⑨物販の品揃えと提案力

■売上向上の体系を理解する

売上は、Ｋｒ（患者）数と単価の掛け算です。売上が伸びない医院はこの売上体系図のどこかに問題がありますので、チェックしましょう。

Ｋｒ数の増加から順番に解説してまいります。

「①ユニット数×歯科有資格者数」。これが医院規模を最も決定づけます。売上が上がるのは患者様がユニットに座ったときです。ですから経営資源のモノ投資の最優先はユニットの数です。そして勤務医と歯科衛生士の採用力と定着力によってユニットの稼働率が決まります。

「②生産性」が高いほど、売上も利益も増えます。ＩＴによる時間管理では予約時間をオーバーしないようにすることと、空き時間の管理をします。

数値管理もＩＴを活用してスタッフごとに目標を設定し、ＰＤＣＡ管理を行います。そして教育訓練で規律を守り、予約時間内にマニュアルどおりできるよう

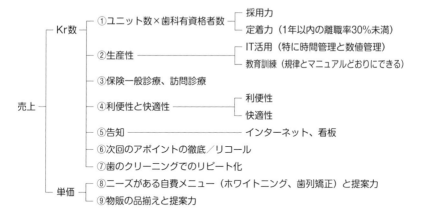

にしていくことで、生産性が向上します。

「③保険一般診療、訪問診療」は、患者様の数を増やすために有効です。自費にこだわり保険はやりたくないという院長先生もいらっしゃいますが、少なくとも自費だけで年間6千万円の売上を超えてから検討するようにします。保険診療で患者様の母集団を増やしてから自費に移行したほうが確実です。

「④利便性と快適性」の利便性は、通いやすい立地、通いやすい診療時間、駐車場の広さ、予約が取りやすいなどです。快適性は、痛くない、クリンリネス徹底、接遇や態度に横柄さや冷たさがない、身だしなみとなります。

「⑤告知」はインターネットの地域検索とグーグルマップ順位で3位以内を目指します。看板は歩行者立地で10m先、車立地で１００m先から自然に視認できるようにします。

「⑥次回のアポイントの徹底／リコール」について、必ず診療後に次回のアポイント日を提案ＦＩＸするのと、リコールカードの送付を行います。

「⑦歯のクリーニングでのリピート化」は、クリーニングのみが唯一終わらない歯科メニューであり、リピート化に果たす役割は大きいといえます。

次に単価の向上において重要なのは「⑧ニーズがある自費メニューと提案力」です。これはホワイトニングと歯列矯正であり、カウンセリングができるスタッフを一人でも多く育成していくようにします。最後に「⑨物販の品揃えと提案力」で単価がアップします。

■マーケティングは原則よりも、新しいことへの挑戦

マーケティングは、経営と同様に理論がありますが、マーケティングは理論よりも、金銭的なリスクを取って、常に最新のやり方に挑戦していく勇気のほうが重要です。

例えばインプラントで大成功を収められた方は、2000年代の初頭から始まるインプラントバブルよりもずっと以前からインプラントに挑戦されていました。

近年、一般開業医のマウスピース矯正への参入が増えていますが、矯正は治療完了までに2年くらいはかかるため、今からマウスピース矯正の勉強を始めた場合、症例経験を積んで結果が出るのは3年後くらいになってしまいます。そうすると今から始めたのでは、技術面やマーケティング面でよほど差別化していかないと、大成功することは困難でしょう。

また新規性だけが高くニーズがない技術を導入しても成果は上がりませんから、歯科業界で流行っているかどうかではなく、一般生活者の中で関心が高まっているかどうかを調査してください。患者様にアンケート調査したり、SNSで調べたり、インターネットの検索ボリュームの増加度合いを見ていくと分かります。

広告に関しても、いち早く新しい方法に挑戦する医院が突き抜けることができます。

一昔前であれば、どの医院よりもホームページを早く開設し、SEO対策を行った医院が自費の新患獲得に成功しました。しかし今ではどこの医院もホームページがあり、ある程度SEO対策がされています。

現在、自費の新患を増やすうえで有効なのは、ビジネスプロフィール（旧グーグルマイビジネス）とSNSの運用です。どちらも広告費をかけずに運用できます。

ビジネスプロフィールは、医院の情報をグーグルマップに掲載し、管理できる無料ツールです。ここでの口コミを4・0以上、20件以上を目標とします。自作自演のヤラセ口コミは発覚するとペナルティを受けるため絶対に行わないほうがよいでしょう。

大事なことは悪い口コミを書かれたときに院長先生が誠意を持って返信することです。

2022年1月現在、SNS運用はツイッター、インスタグラム、ティックトック、ラインの4つが有効です。拡散性のあるツイッターやティックトックから、インスタグラムやホームページに誘導し、予約につなげていきます。

ツイッターは、歯科医師の立場から専門性をつぶやくことが効果的です。

ティックトックは、日常のショート動画で若い層の共感を得ることができます。

インスタグラムは、拡散性がない反面、最も購買動機が上がりやすいSNSです。

ラインは来院者に対して、お得な情報提供や予約手段として活用します。

ユーチューブは編集の手間がかかるため、後回しとします。

フェイスブックは、歯科医師同士の情報交換には適していますが、患者様向けにはあまり有効とはいえません。利用者もSNSの中で唯一減少しています。

資金力がある医院は、SNSの運用に加えて、リスティング広告、アフィリエイト広告、SNS広告などに予算をかけるようにします。

■マウスピース矯正と審美補綴のマーケティング

2000年初頭から2010年にかけて起きたインプラントバブルの再来ともいえるのがマウスピース矯正です。

マウスピース矯正のニーズは毎年増加し、単価が高いうえに、院長先生の手間はインプラントよりも少ないため、今後数年間にわたり、市場が拡大していくでしょう。

一方で、マウスピース矯正は、矯正の専門医や認定医よりも、一般開業医による参入が積極的であったことに加え、前歯の見た目だけがよければよいというコンセプトのベンチャー企業も参入してきたことで、矯正治療の結果、咬合の悪化、歯肉退縮の発生、歯根吸収、不適切なIPRや顎関節の痛みなど問題が続出しています。

これには矯正の専門医や良心的な開業医の方が憂慮しており、トラブルによる後処理対応が各地で発生しています。

一方で、抜歯や外科の適応症例も、口腔習癖の改善と組み合わせることでマウスピース矯正の予後不良の改善を図れるなど、症例数が増加するとともに、マウスピース矯正の適応範囲は日進月歩で広がってきています。

インプラントが流行り始めたときに100万円くらいのインプラントキットを購入して、最低限の設備投資でスタートした開業医が多数いましたが、生き残っているのはオペ室、CT、専用機器などを揃え、技術の研鑽に努めた医院のみです。

いずれマウスピース矯正も同じように市場拡大の後に、淘汰が始まるでしょうが、選ばれ続けるためにCT、スキャナー、カメラ、場合によっては高性能の3Dプリンターなどの設備投資に加え、技術をマスターするためのセミナー参加や指導医への費用を含めると2千万円以上の投資が必要になります。小資本で実施しても成功は難しいでしょう。

なおマウスピース矯正における治療計画において、クリンチェック（治療を始める前に、歯がどのように動いていくのかシミュレーションできるソフト）どおりに歯が動くわけではないため、修正指示やマウスピースの追加などは歯科医師側の判断となります。

良心的なマウスピース矯正をしている一般開業医の先生は、技術をある程度マスターするのに、かなり勉強しても最低でも3年はかかるといいます。

矯正の専門医で経済力がある医院では、今後マウスピース矯正の内製化が進むでしょう。

話は変わり、審美補綴に関して、ジルコニアによるオールセラミッククラウンは、十分な手間、時間、コストをかけるテーラーメイドサービスといえます。そのため絶対に安売りしてはいけない性格のものであるとともに、院長先生に依存する技術です。

一方でCAD／CAMセラミックはその日のうちにセラミックの詰め物や被せ物ができ、これまでのセラミックと比較すると気泡や加熱による不良が発生しにくく、安価なため患者様のニーズを充足するとともに、医院側にとっても品質の安定性や生産性に優れています。

すべての矯正症例や補綴症例がマウスピース矯正とCAD／CAMセラミックで対応できるわけではありませんが、これらの技術は院長への依存度を減らすことができます。

■ホワイトニングは予防歯科の入り口として考える

時々、開業医の方から「ホワイトニングで成功するために必要なことは何ですか」という質問を受けます。ホワイトエッセンスは２０２０年にはホワイトニングの症例数で１００万件を突破しました。

私は「ホワイトニングはニーズがありそう。儲かりそう」と思って始めたわけではありません。ホワイトエッセンスを最初に立ち上げたのは２００１年のことであり、当時はホワイトニングのニーズがほとんどありませんでした。

私は当初、予防歯科専門の医院を始めたかったのです。しかし予防歯科だけで経営を成り立たせることは、ホワイトニング以上にニーズがなく、予防歯科をメインとした経営は、相手を説得して、納得させるだけのカリスマ性や信念がないと難しいと判断しました。

一方で、歯を白くしたいと願っている人々は、当時でも様々な調査を重ねた結果、国民の7割が該当しました。だとしたら生活者があまり通いたくないと思っている歯科医院を通いたいと思っていただけるようホワイトニングを武器に、空間、接遇、マーケティングなどを生活者志向に工夫し、歯のクリーニングでリピート化を図っていくことで、ホワイトニングを予防歯科の入り口とし、定期的なクリーニングで予防歯科を推進していくことができると考えたのです。**目指すは予防歯科のエンターテインメント化**です。

生活者のうち歯科医院に治療で通っている方は10％未満ですが、残り9割である未病者や健康者をホワイトニングで歯科医院に呼ぶことができ、治療後のメンテナンスとは異なる健康者に対する歯のクリーニングで成人予防歯科が可能となります。

またホワイトニングやクリーニングは歯科衛生士ができるため、歯科医師依存度を下げ、歯科衛生士の生産性を上げることができます。

ホワイトニングはもともと口腔内細菌の殺菌剤として使われていた過酸化水素を漂白に応用したものです。日本歯科保存学会でも、ホワイトニングに含まれる過酸化物はミュータンス菌の抑制に効果があることが発表されていますし、ホワイトエッセンスでもホワイトニングで通院されている方はプラークの付着が極端に少ない傾向にあります。

開業医も患者様もホワイトニングにおける不安は、「果たして白くなるのか」ですが、ホームホワイトニングを2ケ月間継続できればかなりの漂白効果を期待できます。

しかしオフィスホワイトニングと異なり、ホームホワイトニングは患者様の管理のもとに行われるため、安全性から厚生労働省では連続使用の期限を2週間までと定めています。また生活者は、ホームホワイトニングのマウスピースの装着が面倒なことや過去に知覚過敏が発生したことなどにより9割の方はオフィスホワイトニングを希望します。

テトラサイクリン歯の患者様の場合は、重度のグレー色でない限り、ホワイトニングでかなり改善できます。失活歯は歯に穴をあけて漂白剤を流し込むウォーキングブリーチより、歯面を漂白していく通常のホワイトニングのほうが安全であり、継続通院により十分な漂白効果が実感できます。

■ホワイトニングの作用機序を理解する

ホワイトニングの作用機序は過酸化物の有機分解による漂白効果とエナメル小柱の性状変化によるマスキング効果で象牙質の黄褐色を隠すことです。

オフィスホワイトニングでは分解速度が速い過酸化水素を基材として使い、ホームホワイトニングは分解速度が緩慢な過酸化尿素が基材として使われています。

漂白効果は術者の手技よりも、過酸化物以外の成分、pH、配合比、照射器の性能に影響します。歯科界では「光照射は漂白効果を高めない」という説もありましたが、2020年の審美歯科学会で光照射が漂白効果に影響を及ぼすことが発表されています。写真を太陽光にかざしてしばらく置いておくと、画像が少し白くなっているという現象と同じであり、光自体に漂白効果があることは工科大学や専門家の間では定説でした。

照射器に関して多くの製品は、薬事認可の必要がない加熱装置としての届け出による薬事分類（クラスⅠ）ですが、照射器における漂白性能は、熱量や光の波長ではなく、放射照度の強さが大きく影響するため、漂白効果を高めたい場合は光活性化装置で薬事認可を取得（クラスⅡ）している製品をお使いいただくと効果が実感できます。

ホワイトニング剤の基材でもある過酸化物は高濃度の場合、爆発や火災の危険性がある危険物指定であるうえ、樹脂レジンやチタンインプラントと異なり、使用前後で酸化分解による化学変化を生じるため、ホワイトニングというイメージの簡便さとは異なり、ＭＲＩやカテーテルよりも薬事認可の難易度が高い高度医療機器に該当し、人工透析器や人工呼吸器と同レベルの薬事認可クラス（クラスⅢ）になります。

したがって未認可のホワイトニング剤の使用は危険であり、万が一のことがあれば歯科医師の責任になるため注意してください。

当社ではホームホワイトニングとオフィスホワイトニングの両方の薬事認可を取得しており、特にオフィスホワイトニングでは特許も取得していますが、薬事認可には8年もかかりました。

特許は狙って取得したわけではなく、これまでに薬事認可を受けていたオフィスホワイトニング剤の成分として含有されていた二酸化チタン光触媒は、その有効性があまり発揮できているとは言い難いことから、有効成分を何年もかけて探索し、研究と実験を重ねた結果、運よく有効成分と配合比を導き出せ、製品化できたというのが正直なところです。

なお、ポリリン酸には漂白効果がありません。ポリリン酸は着色物を浮かせたり、分解したりなど、クリーニング剤としては有効ですが、ホワイトニング剤としては有効性がありません。

ポリリン酸ホワイトニングで薬事承認を得ている製品はありません。

過酸化物の使用が禁じられているセルフホワイトニングも同様に漂白効果がありません。

ただし、患者様の歯は少なからず汚れているため、ポリリン酸やセルフホワイトニングでも汚れが落ちたことにより白くなったとご満足される方もいらっしゃるようです。

■歯のクリーニングこそが安定した自費の増収の要となる

ホワイトニングで歯が白くなったら、歯のクリーニングでリピート化を図り、予防歯科化を図っていきます。

クリーニングがほかの歯科メニューと決定的に違うことが一つあります。修復、補綴、インプラント、小児、矯正、ホワイトニングなど、あらゆる歯科メニューには終わりがあり、早く完了したほうが患者様の満足度が上がります。

しかしクリーニングだけは、終わりがなく、ずっと通い続けることで口腔内環境がよくなっていきます。新患獲得は、医院に来なくなった患者様の補充ですから、リピート化していれば新患数が少なくとも安定して売上が上がります。その鍵がクリーニングなのです。

ところが日本臨床歯周病学会の発表では、保険メインテナンスの受診率は10％未満しかありません。なぜ、こんなに受診率が低いかといえば、不満点が多いからです。無理にメンテナンスとか、検診で通わせようとすると、「嫌々通わされている」という患者様の態度に心が折れそうになるという院長先生やスタッフさんの声を聞きます。

マクロミル社が集計した歯のクリーニングの満足度調査では、「痛い・雑」「汚れが取りきれていない」「何度も通わされる」「検査や長い説明が嫌」などの不満を計9割近くの方がお持ちです。一方でこれらの不満を解消したクリーニングにいくらまでの金額を支払えるのかを尋ねたところ、回答者の6割以上が8千円まで支払える、4割が1万円まで支払えると回答しています。つまり不満の解消さえできれば自費クリーニングのニーズは十分にあります。

厚生労働省が求めている歯のクリーニングの目的は、歯周病の重症化を防ぐために歯石や歯垢を取るための予防治療です。一方で、生活者が歯のクリーニングに求めるものは、「審美＆癒し」です。そこで審美的な自費クリーニングも用意しているというオプションが大事です。歯科医師からするとクリーニングは治療の複雑さ、緻密さ、注意の払い方に比べたら簡単だと思うのが普通です。しかし痛みなく、気持ちよく、一度で、すべての汚れを取りきることは簡単ではありません。

ホワイトエッセンスでは、自費クリーニングの症例数はホワイトニング同様に１００万件を突破しており、これまで数千名の歯科医師と歯科衛生士に技術指導をしてまいりましたが、誰一人として最初から痛みなく、一度で、すべての汚れを取りきるクリーニングの技術ができた方はいません。目指すは「一度で痛みなく眠れるくらいの気持ちよさで、汚れを取り除き、つるピカの歯になれるクリーニングの技術」です。

この自費クリーニングに通い続けている患者様は、矯正、補綴、ホワイトニングなどの自費診療に興味を抱き、自ら「先生、歯並びをよくしたいのですけど、白い被せ物にしたいのですけど」と要望されてきます。つまり自費クリーニングでリピート化を図ることで安定した自費収益の確保が可能になります。

■健康者・未病者に対する自費クリーニングでの歯周病予防効果

歯周病治療後のSPTではなく、健康者や未病者が審美を目的として自費の歯のクリーニングで通院すると、実際にどれだけの予防効果があるのかを2019年12月に大阪大学で行われた「歯周病AIサミット」で発表させていただきました。

対象は歯のクリーニングで、ホワイトエッセンスに年4回の頻度、3年以上通院している方、年齢は26〜65歳（平均46歳）、対象人数は530人（女性376人、男性154人）、1人当たりの残存歯数は（28本中の）27・4本です。

残存歯数からも分かるとおり、一般的な歯科医院よりも歯周病が進行されている患者様は少ないのですが、それでも初診時に歯肉腫脹がない方は16・5％で、健康者というよりは、未病者や軽度の歯周病の方がほとんどです。

その後、年4回の頻度で3年間通院すると、歯肉腫脹がない方の割合が、35・4％にまで上昇しています。また歯肉からの出血や歯肉の退縮がある歯の本数は、通院3年経過時で0・3本と、かなり良好な状態を示しています。

平均年齢が46歳ということを考えると、成人予防として一定の成果を上げているのではないでしょうか。

また当社では以前からPCR検査により、歯周病原因菌のDNA検査を行っており、東京医科歯科大学と共同研究を進めてまいりました。

その中でホワイトエッセンスの歯のクリーニングの受診回数が多いほどｐｇ菌の減少が認められたことが２０１９年および２０２０年の日本歯科保存学会および日本歯周病学会で発表されています。

そして２０２０年に新しい歯のクリーニング技術として、ウルトラファインバブル発生装置による歯のクリーニングを開発いたしました。

ウルトラファインバブルはあらゆる機能水の中で唯一国際標準規格を持っています。

ＴＶのＣＭで見られるようにシャワーヘッドを取り換えるだけでウルトラファインバブルを発生させるというのは技術的に不可能です。

当社の製品は、水を加圧溶解することによって、従来のファインバブルを超える１mL中３億個のウルトラファインバブルをつくり出すことに成功し、小さな気泡による水流で、洗浄剤を使わなくても汚れを浮かせ、超音波を使うことで汚れを破壊できるという、従来とはまったく異なる方法でクリーニングしていきます。

実験の結果、当社のウルトラファインバブルを活用した歯のクリーニングでは、歯面のステインやプラークの剥離効果が従来の2倍から3倍認められ、施術時間の生産性が３割向上しています。そして術後1週間はプラークが歯面に付着しにくくなります。大手化学メーカーとの共同研究では、口臭抑制効果があることが実験で明らかになっています。

当社製品の課題はウルトラファインバブル水の精製において２L当たり30分の時間を要するため、水道水のように蛇口を開けば無限に使用できるわけではないことです。

■美容医療の患者様心理を理解する

一昔前まで美容医療はタブーとされてきました。親からもらった体であること、大切なのは外見よりも中身であるという価値観、美容医療による健康被害リスクなどからです。ところが調査結果によると、2004年ごろから始まった韓流ブームの翌年には、女性の6割、男性の2割が美容医療に肯定的な意見を持つようになりました。

歯科でいえば審美補綴、マウスピース矯正、ホワイトニングなどが美容医療として代表的ですが、患者様にとって治療の延長線上ではなく見た目のよさを改善するための審美補綴は美容整形を受ける意識に近いといえます。マウスピース矯正に対する抵抗感は皮膚科の継続通院に近いといえますが、若い女性を中心に前歯の叢生が改善できればかみ合わせに多少問題が起きても構わないという方もいて、医療倫理と患者様のニーズに乖離があります。

ホワイトニングの場合、まずは歯磨き粉やセルフホワイトニングで試して、効果が実感できず、歯科医院でホワイトニングを受けるという流れになっています。

美容医療を受ける方の多くは、事前に医療機関の技術力や薬剤の成分をSNSの口コミで十分に調査します。美容医療のヘビーユーザーは、成分に関しては医師以上の知識を持っています。ですから未認可のマウスピースシートによる矯正や未認可のホワイトニング剤で診療している医院はSNSで批判されがちです。

美容医療は不満足であればネットに書き込みをされ、訴訟に発展することもあります。

これは技術的な問題に加え、医師側が美容医療を受ける患者様の動機に関心がなく、「どの部位をどこまで治したいのか」という臨床面だけに関心を払っているからです。

関西大学総合情報学部の谷本教授によると、女性が美容医療を受ける動機の圧倒的1位は、自己満足で7割を占めます。次に同性からの評判が3割で、異性から好かれたいは2割未満です。男性の場合も自己満足が6割で、次に異性から好かれたいが5割になります。

女性の自己満足という言葉を分解していくと、「毎日鏡を見るときに心地よくなりたい」と「理想の自分に近づきたいから」というものが見えてきます。

理想の自分とは何かについて、分かりにくいと思いますので補足が必要です。

男性の場合、漫画の主人公のように修行したり、ドラクエのレベルアップのように階段を一つずつ上っていくことで理想に近づきますが、女性の場合はシンデレラストーリーです。「本当の自分はもっとかわいいのに、どうも変だな」という意識が働いているのです。ですから、美容医療を受けた方は鏡を見て、前よりもよくなったとは思わず、「本来の自分を取り戻した」と感激します。美容医療の広告では、術前・術後の症例写真を示して「こんなに変わりますよ」というPRは逆効果です。美しくない術前は見たくないのです。谷本教授によると、実際に美容医療を希望する方の8割が外見に自信があると回答しており、外見コンプレックスを改善されたい方は14％しかいません。

そして美容医療における他人の目は、ファッションというよりは身だしなみであり、清潔感があるように見られたいという動機が強く、特に40歳以上から顕著になります。

■オーラルケア商品で月額100万円売上を達成する

歯科医院でのオーラルケア商品売上は平均で月額2万円です。

本来の予防はプロフェッショナルケアとセルフケアの両方で達成されるため、オーラルケア商品の売上が少ないということは予防歯科が推進できていないということになります。

オーラルケア商品の販促において、物販がメインの洋服屋、靴屋、ドラッグストアなどの小売店と歯科医院では販売方法が異なります。

小売店において物販は売れる商品を仕入れることと、魅力的な陳列やPOPなどで売り場をデザインすることが大切ですが、歯科医院は医療法により、物販は療養の延長線上でなければならず、一般的な小売店のような陳列による販売方法は保健所の指導対象となる可能性があります。

またオーラルケア商品がドラッグストアや通販でも買える中、なぜ歯科医院で、しかも定価で購入する価値が患者様にあるのかといえば、歯科医院でしか手に入らない専門性が高い商品だからであり、小売店や通販で買えるものだったとしても、歯科衛生士がその患者様に合った効果的な使い方を説明してくれるからです。

ところが、患者様ごとに商品の説明をしていくとなると、単価数百円の物販では赤字になります。そして商品の仕入費が売上の8割を超えるような場合も利益が十分に確保できません。

そうするとオーラルケア商品を販売するよりも、診療をしていたほうが収益性は高いということになります。

そこで扱う商品は単価が少なくとも千円以上で、利益率が3割以上確保できるものとします。できれば単価で5千円以上が望ましいです。

ちなみに皮膚科で販売しているスキンケアクリームの単価は2千～2万円で、繁盛医院は売上の半分をスキンケアクリーム商品（医薬部外品と医薬品の両方）が占めます。

またエステティックサロンも売上構成比として施術と物販で半々くらいです。

歯科医院でオーラルケア商品の売上を上げていくポイントは、施術の延長線上に関連した商品を口腔内の状態を鑑みて、提案していくことにあります。

それこそが患者様にとって歯科医院で商品を買い求める価値となります。

歯のクリーニングであれば、「付加価値の高い歯ブラシ」「フロス」「洗口剤」「歯磨剤」などであり、ホワイトニングであれば美白効果が期待できる歯磨剤や知覚過敏抑制剤です。

虫歯治療後であれば、「虫歯予防に合った商品」、審美補綴を被せた後であれば「そのメンテナンスにふさわしい商品」、歯周病治療中であれば「歯周病治療中にお勧めの商品」というように考えていきます。

各種診療メニューと患者様の症状ごとに適合するオーラルケア商品の一覧表と各商品の特徴、使い方などのマニュアルを作成し、それらの資料に基づき、受付や助手のスタッフも物販提案できるようにしていくことで医院全体の生産性が向上します。

■歯科医院としての優良立地の原理原則

歯科医院の経営は、集患と採用の両方で立地の影響を大いに受けます。

そこでよい立地の条件をマクロ的、ミクロ的に解説します。

開業、移転、分院展開をご検討の先生はご参考にしてください。

人口増の時代のよい立地と人口減の時代のよい立地は異なります。

人口増の時代は患者様を獲得しやすい立地を第一に考える必要がありますが、人口減の時代は勤務医や歯科衛生士が採用しやすい立地のほうが重要です。

まずはマクロ面からです。今は都心部開業が自費獲得の面と人材採用面でも有利です。

しかし都心部は郊外や地方よりも賃料が高く、競合が多いため、広告をしないと十分な新患数の確保が困難であり、広告資金が豊富でないと競争に勝てません。

ですから郊外や地方で保険中心型の医院を繁盛させ、自己資金を豊富にしたうえで、都心に自費中心の医院をつくり、広告展開していくというのが現代の成功パターンです。

保険診療をメインで行う場合は、虫歯の多い都道府県で開業すると新患の確保で苦労せずに済みます。沖縄、山梨、大分、青森、福井、和歌山が12歳児の虫歯が多い都道府県です。

また現在開業している場所や候補地に関しては、人口や世帯数の推移を行政機関のホームページで確認するとともに、地方自治体の都市計画書を閲覧しましょう。

特に承継の場合、以前は裕福立地だったかもしれませんが、商店や企業の撤退、道路の整備などで貧乏立地になっている、また将来貧乏立地になってしまう可能性があります。

よい立地をミクロ面から考えて、単純に強い競合が存在しない場所を選びます。

そして立地の原則に沿っている場所を選びます。歯科医院の数がコンビニエンスストアよりも多いと聞いて、「そんなに？」と驚く人が多いのは、立地の原則に沿った場所に位置していないため、医院の存在が認知されにくいからです。


〈立地の原則に従った優良立地〉

①　駅前立地であれば駅から歩いて徒歩３分以内で看板や医院が10ｍ先から視認できる。

②　通行者が多い動線立地（近接した駅と駅を結ぶ動線、駅から商業施設までの動線、駅から住宅街までのメイン動線）。

③　ロードサイドは幹線道路と並行して走る生活道路沿いで、看板や医院が１００ｍ先から視認できる。かつ少なくとも車が12台以上駐車できる駐車場がある。

④　売場面積が２５０坪以上の食品スーパーの駐車場か正面の立地、さらに望ましいのは売場面積が５００坪以上で食品スーパーが入居するショッピングセンター立地。

〈お勧めできない立地〉

①　住宅街に埋没しており、近所の人しか存在に気づかない。

②　駅と駅の中間地点で、どちらの駅で降りても医院までに徒歩10分以上かかる。

③　人口減少が激しい市町村で、１km以内に強い競合医院が存在。

第Ⅶ章　経営数字に強くなる

■売上よりも、「利益」が大事

「○○先生！　新しく始めたそれ、いくら売上が上がるの？」。これは数字に弱い開業医同士で交わされる会話の典型例です。

数字に強い人は、売上よりも、どれくらい利益が出るのかを考えます。

歯科医院を含むサービス業の適正利益は、売上の10～12％です。

厚生労働省の医療経済実態調査で歯科医療法人の平均は、2000年の売上7千6百万円に対し、利益は1千万円あり、利益率が13％と、サービス業の適正利益水準を上回っていました。しかし2019年には、売上が1億433万円まで拡大したものの、利益額が658万円と大幅に減少、利益率も6％にまで減っています。

売上を上げるということはその分、投資をしたり、頑張って働く必要があるわけです。それなのに売上が上がって利益が下がるのであれば、売上を上げないほうが経済的にも安全であり、身体も楽です。

大企業や上場を目指すベンチャー企業は時として利益よりも売上を重視することがあります。それは赤字でも売上が成長していれば株価が上がり、資金調達ができるからです。

しかし歯科医院の場合、日本トップクラスの法人であっても、売上規模は数十億円くらいであり、普通は数億円とか数千万円の規模です。上場も目指していません。それであれば売上よりも圧倒的に利益が重要です。

利益が残らない典型的な考え方は、「売上が上がれば、利益も増える」というものです。

売上5億円で赤字の医院もあれば、売上5千万円で黒字の医院もありますから、売上が増えれば自動的に利益が増えるわけではありません。

利益には4つの目的があります。一つは成長のためです。

経営の原則である経営資源の投資順番は、「カネ→ヒト→モノ」です。成長のためには最初にカネを増やす必要があります。カネは自己資金と借入金からなりますが、借金に依存しないよう、自己資金を増やします。自己資金は利益を増やさないと増えていきません。

たまに節税してわざと利益を出さないようにしている医療法人がありますが、利益を残さないと自己資金が増えず借金依存になり、目先の売上を追うようになります。

また金融機関からの評価も下がり、貸出額の抑制や高金利になります。

利益を増やす2番目の目的は、安全性のためです。

利益を残し、自己資金が増えていくことで、売上が下がったとしても経営を維持していくことができます。院長先生の精神状態にも安定感をもたらします。

3番目は社会貢献です。利益から税金が引かれ納税します。納税こそが最も公平な社会貢献です。利益額が大きいほど納税額が大きく社会貢献できます。

最後が院長やスタッフの収入を増やすために利益を増やすというものです。

この際に院長収入を増やすことが利益を増やすための第一目的としてしまうと、スタッフはそれを感じ取り熱心に働いてくれません。

■投資回収期間を考える

投資回収期間とは、投資したものを何年で回収できるかというものです。経営の原則は継続投資ですから、投資回収期間が短いほど、継続投資が可能となり、早く成長できます。

一方で投資回収期間が長いと、返済に追われたり、回収の不確実性が高まります。あるいは投資すべき絶好のチャンスに、お金がないから投資できないという事態になります。

時々臨床セミナーで講師の先生が数百万とか、1千万円を超えるような診療機器を「絶対に買ったほうがいいですよ」と強く勧めることがあります。

開業医が高額医療機器を買う場合、儲けよりも、よい医療を提供したいという一心であることは分かりますが、買うべき理由として性能がよいとか、スピードが速いということだけにフォーカスしており、投資回収をまったく考えていないと過剰投資で財務状態が悪くなります。

投資回収期間の簡便な計算法として『初期投資額÷期待できる年間利益』があります。仮に1千万円を初期投資して、その投資から生まれる年間利益額が毎年100万円ならば、投資回収期間は10年となります。200万円の利益であれば5年です。投資回収期間は売上ではなく、利益額が大きいほど短くなります。

投資回収期間の妥当性は業界によって、様々な見解があります。製造業は5年、IT企業は2年程度です。歯科医院の投資回収期間は「3年以内で優良、5年以内で合格、10年未満は頑張りましょう、10年以上だと危険」と考えます。

高額医療機器など大きな買い物をするときは、初期投資額の5分の1以上の利益を毎年出せそうかどうかを必ず検討してください。

例えばCTやマイクロスコープを1千万円で買って本当に年間に（売上ではなく）利益が200万円も増えるのかと考えていただきたいのです。相当症例数が多くないと難しいでしょう。「買ったら症例数が増えるかも」という考えは危険です。設備投資をしたから患者数や売上が増えるわけではありません。

高額医療機器を購入して、ある程度売上が増えたのに手元に残るお金が以前よりも減っているというのは、まさしく投資回収期間を考えずに購入した結果です。医療法人で、売上が増えているにもかかわらず、利益が減っているのはこのパターンが多いといえます。

開業に1億円を投資して5年で回収しようと思えば、年間2千万円の利益を出さないといけません。ところが医療法人ですら平均利益は600万円しかありません。これでは投資回収に15年以上かかります。実際に多くの院長先生は開業の借入返済に15年ほどの期間で返済計画を組みます。自己資金が1千万円未満しかないのであれば、新規開業時は500万円の予算で居ぬき物件が安全です。

仮に投資回収期間が3年で済めば3年ごとに再投資できます。近隣医院で3年ごとに数千万円単位の投資を繰り返す医院があれば手強いと感じるはずです。ですからどうすれば短期間で投資回収ができるのかを考えて継続投資していくことが大切です。

■利益を増やす技術を覚える

ここでは利益を増やすための技術をお伝えします。

まず、利益目標を決めます。院長収入を差し引いた利益で売上の10％を目指します。売上で1億円ならば1千万円の利益、売上5千万円ならば500万円の利益です。

個人医院は、医院に残すお金と院長の生活費が一緒になりがちで、利益をすべて院長の生活費としてしまうと、医院の自己資金が増えず、成長のための投資ができなくなるため、医院と院長個人の通帳を分けるようにします。

利益は、多ければよいというわけではありません。利益が多すぎるということは、経費を使っていないということになります。そのような医院は中長期的には競争力が減退し、売上が下がっていくことになります。

次に目標利益を達成するために経費配分を決めていきます。

技工・材料費などの原価は売上に対し最大で20％までとします。補綴やマウスピース矯正は売上に対して、原価率が2割を超えることが多いため、生産性を高めて、人件費を抑制するようにします。

人件費（給料＋賞与＋福利厚生費）は、売上5千万円までは20％、売上6千万〜1億円までは25％、売上1〜2億円までは30％、売上2億円を超えたら35％が目安です。人材はすぐには育ちませんから、売上成長の段階においては、それぞれの階層ごとの人件費よりも最大で5％

高いのは許容範囲です。

人手不足という印象で増員してはいけません。適正なスタッフ数は売上目標にふさわしい人件費率の中で決めていきます。人件費率がオーバーしているにもかかわらず人手不足感を感じるとしたら生産性が悪いのです。

管理栄養士、保育士などの人員を増やす医院が増えていますが、相当な売上規模でないと、彼女らは直接診療報酬に寄与しないため生産性を低下させ、利益を圧迫します。

残業代も人件費オーバーの原因となります。残業は法律で25％増しの賃金を支払わないといけません。そのため残業ゼロを目指します。診療時間終了間際の急患を受けつけず（翌日の来院でも支障はないはずです）、日報、終礼、練習は業務時間内とし、片づけマニュアルを作成して、そのとおりに行えば残業をゼロにすることは可能です。

またスタッフの定着率が悪いと人件費率が高くなります。採用にお金がかかり、教育に時間が取られるうえに新人は生産性が低いからです。

経営資源のヒトの充実のために、教育訓練費と採用費を合わせて、人件費の５％を目安に投資していきます。一気にスタッフ数を増やしたい場合は、最大で10％までかけます。

経営資源のモノである診療機器や内装などの投資分が計上される減価償却は５％が目安で、最大でも９％とします。

院長が私用で使うものは経費で落としてはいけません。利益が減るだけでなく、公私混同のお金の使い方はスタッフの士気を下げてしまいます。

■「人時生産性」は、院長依存から脱却した組織力を計る値

人手不足を理由にスタッフを増やしたいと思った場合、それは生産性が低いだけなのかもしれません。生産性の中で最も注目していただきたい数値は『人時生産性』です。

人時生産性はスタッフ1人の1時間当たりの生産性です。

歯科医院の平均的な人時生産性は2千円です。適正な時給の目安は人時生産性の3分の1です。すると時給700円、月給換算で12万円でしかなく、最低賃金を割り込みます。本来は、人時生産性で5千円はないとまともな賃金が支払えません。

勤務医が多い医院では、勤務医の時給が高いため、人時生産性で1万円は必要です。

歯科医院の人時生産性が低いのは、売上に対してスタッフ数が多すぎたり、売上利益に寄与しない仕事が多かったり、スタッフの能力開発が不十分なことが主な原因です。

人時生産性の算出は、「粗利益÷総労働時間」ですが、歯科医院はこの計算どおりでは不十分です。というのは規模が大きな会社の社長は自分で売上を上げませんが、歯科医院は多くの売上を院長先生が上げるからです。そこで院長以外のスタッフによる人時生産性を導き出すことで院長依存から脱却した組織力を測定することができます。

次頁に人時生産性の計算式を掲載してありますので、開業医の方はご自身の医院の人時生産性を計算してみてください。

最初に医院の総売上から院長先生が上げた売上を差し引きます。そこに粗利益率を掛けると

（総売上１億円－院長売上６千万円）×粗利益率 0.8＝スタッフ粗利益 3,200 万円
総スタッフ数９名－院長の診療補助スタッフ数１名＝８名（非常勤は 0.5 名でカウント）
スタッフ粗利益＜ 3,200 万円＞÷８名÷労働時間＜ 2,000 時間＞＝人時生産性　２千円

（歯科医院の粗利益率の平均は売上の80％）、スタッフ粗利益が算出されます。これが院長に依存しない生産性の総額となります。

例として売上１億円の医院で院長先生が売上６千万円を上げているとすると、残りの４千万円の売上に粗利益率の80％を掛けます。するとスタッフ粗利益は３千２百万円となります。次に総スタッフ数から院長の診療補助をしているスタッフ数を差し引き、院長の診療売上に直接寄与していないスタッフ数を明らかにします。非常勤は、出勤日数にかかわらず０・５名とします。例えば常勤スタッフが７名で、非常勤が４名の場合は合計で９名となり、そのうち１名が院長先生の診療補助をしているとしたら、差し引き８名となります。総労働時間は年間で２千時間とします。

そうして計算すると、この場合は人時生産性で２千円となります。

人時生産性は医院全体だけでなく、一般診療、往診、矯正、審美など、部門ごとに計算することで、部門ごとの生産性の高さが分かります。

保険診療で売上が１億円あるもののスタッフ数が多く、人時生産性を計算すると１５００円しかないのに対して、予防部門は売上が８００万円であるものの担当するスタッフは１名で済み、さらに治療の診療介助と兼任にしているため人件費を圧縮でき、人時生産性は４千円に達しているということもあります。

■医院の「人時生産性」を向上させる方法

人時生産性が高い医院は売上1億円につき、院長先生を含め5～7人の常勤数で達成できますが、人時生産性が低い医院の場合は10人以上在籍しています。

以前、ミシュランの星つきレストランのオーナーシェフが、サイゼリヤでアルバイトをした経験を発表して話題になりました。彼曰く、ミシュランを目指すような技術志向のレストランは、ブラック組織で人材の定着率が悪く、利益もあまり出ていないそうです。

彼の経営するミシュランレストランも、はた目には成功しているように映っていましたが、実態は人材不足と借金だらけで火の車でした。そこでサイゼリヤでのアルバイトを行いながら経営の勉強をし、自分のレストランでも実践したところ、人時生産性が3・7倍に向上し、売上が20％増えたにもかかわらず、人員を半分以下に削減できたそうです。

では、歯科医院の場合、どうすれば人時生産性を高めることができるのでしょうか。

まずは「作業改革」を行います。医院の作業を全部抜き出し、重要度が高い順に並べて、その作業に必要な工数を書きます（工数1＝1人が1時間でできる作業）。エクセルを使うと便利でしょう。

次にその作業を止めてもスタッフや患者が困惑しないもの、あるいは（売上ではなく）利益が減らないものであれば、その作業を止めるか、大幅に作業回数を減らすことを決断します。週に1回や月に1回で済む作業を毎日行わないようにします。例として、その箇所の掃除や事務作業は本当に毎日必要なのか、週に1回でも十分ではないかと考えます。
人時生産性を向上させていくための具体的な対策を次のとおりお知らせします。
□自費を増やす（保険診療は薄利でスタッフ数を要するため）。自費を安く提供しない。
□（売上ではなく）利益が少ないメニューは廃止する、メニュー数を絞り込む。
□常勤には売上につながらない作業を極力させない。
□繁盛医院は、スタッフの生産性を高めるための情報システムや機械化の導入を図る。
□保育士や管理栄養士などによる小児サービスを無料で行わない。
□予約時間をオーバーして診療しない（予約時間は必ず守る）。
□急患など、イレギュラー対応は極力しない。
□マニュアル整備と教育訓練でスタッフごとの生産性のムラを減らす。
□作業割り当てや空き時間の指示を行い、スタッフに無駄な時間をつくらない。
□シフトはスタッフ都合ばかりではなく、できるだけ患者様の都合を中心に組む。
□スタッフの定着率を上げる。
□助手、受付などのスタッフは物販提案や自費カウンセリングができるようにする。
□万引きや期限切れなどのロスが生じないよう在庫管理する。
□技工料と材料費の合計が売上の20％に収まるようにする。
□材料、消耗品、商品を過剰在庫しない（売上の2ケ月分目安。最大で半年在庫）。
□院長先生が経営知識を身につける（経営知識の不足が生産性悪化の原因）。

■経営を税理士に相談してはいけない

損益計算書、貸借対照表、キャッシュフロー計算書からなる決算書は、医院の健康状態を数字で示したものです。

決算書がまったく読めないということは、治療でいえばX線画像を見ても口腔内の悪い箇所がまったく分からないということと同じです。歯科医院の場合、売掛金や在庫が少ないため、キャッシュフロー計算書は特に必要ではなく、損益計算書、貸借対照表をある程度読むことができれば問題ありません。

決算書というと難しいイメージをお持ちの先生もいらっしゃると思いますが、決算書で特に重要な貸借対照表を考えたのはベニスの商人です。会社が存在しない中世のころは貿易のための船を調達するうえで銀行から借金をする必要があり、そのときにお金の出入りを帳簿に記録することで、どこまでお金を借りて経営するのが効率的なのかが一発で分かる判断資料としていました。

当社の社員は歯科医院の決算書を分析する機会が多いのですが、そこで院長先生に決算書に表れている問題点を指摘させていただくと、「税理士の指示でそのようにした」と、ばつが悪そうにいいます。

そもそも税理士にとっての決算書と、院長にとっての決算書では目的が違います。税理士にとっての決算書は、納税申告書として税金の金額を正確に算出するためのものです。

一方で院長先生にとっての決算書は、医院の現状の問題点を把握し、未来に対して対策を立てていくために必要なデータです。

決算書に示されている数字結果は、院長先生が過去に行った意思決定や行動の結果であり、その過程は院長先生本人にしか分からないのです。

また未来に向けて対策を立てることも税理士にはできません。税理士にとって決算書は過去のデータでしかなく、医療でいえば死亡診断書を書くようなものです。一方で、院長先生にとっての決算書は治療計画書を立てるために必要なデータです。

適切な治療計画が立てられなければよい治療ができないように、決算書を読めないと、どのような経費の使い方や投資の仕方をすれば医院が成長できるのか、借金に依存せず安全な経営をしていくための自己資金をどうやって増やすのかなど、自分で医院の問題点を把握したり、よい経営計画を立てることができません。

税理士は経営ではなく税金のプロです。税理士の中には、経営の勉強をされて、素晴らしい経営コンサルティングをされる方もいらっしゃいますが、ほとんどの税理士は経営規模が小さく、投資も必要なく、経営が得意ではありません。

よい税理士は、利益を出して税金をしっかりと支払い、医院の内部留保を増やすようアドバイスをします。よくない税理士は、なるべく利益を出さないよう節税のアドバイスをしたり、院長が公私混同で、外車や生命保険などに経費を使っていても何も指摘をしません。ひどい場合は生命保険や外車の営業マンと一緒になって勧めてきます。

■貸借対照表は、ここだけ読めれば経営判断を間違わない

医院経営で、貸借対照表から一番読み取りたいのは、経営の安全性です。

そこで貸借対照表の構造をまず理解します。英語でバランスシートと呼ぶのは、左側の資産の合計額と右側の負債と純資産を足した合計額が等しくバランスを取っているからです。左側の資産には医院の経営資源のカネとモノが載っています。現金、売掛金（患者様から回収できていないお金）、医院の土地建物、内装、設備、車両などです。

資産（カネ・モノ）	負債（他人のカネ）
・現金・預金 ・売掛金 ・土地建物 ・内装 ・設備	・借入金 ・買掛金 純資産（私たちのカネ） ・出資金 ・利益剰余金

貸借対照表の右側にある負債は借入金や取引先などに支払うべき買掛金など、他人のカネです。その下にある純資産は、医院を設立したときの出資金と、利益から税金を差し引いた利益剰余金の合計からなり、私たちのカネである自己資金です。

まず資金ショートの危険がないかを見ます。現金・預金が月額売上の3ケ月分で安心、2ケ月分未満で注意、1ケ月分未満で危険です。

次に経営の安全性を見るうえで、純資産比率を見ます。

純資産比率は「借金に依存せず、医院の現金や設備をどれだけ持っているのか」という目安です。つまり他人のカネである負債よりも、私たちのカネである純資産で、医院のカネとモノの資産をどれだけ

資産 1億円	負債 6千万円
	純資産 4千万円

純資産4千万円÷総資産1億円×100＝純資産比率40％

賄うことができているのかを判断できます。

計算は純資産額を総資産額で割ります。純資産が４千万円で総資産が１億円の場合、純資産比率は40％となります。

純資産比率による経営安全度の目安として「危険：10％未満」「銀行借入困難：20％未満」「健全経営の最低基準：30％」「理想：60～70％」となっています。20％未満の場合は、経営の安全度が危険水域なので、売上増大よりも利益を増やすことを重視します。一方で純資産比率が90％と高すぎると今度は医院に投資をしていないため成長できないことになります。

純資産を増やすには、利益を増やすことです。毎年1千万円の利益が出て、３００万円を納税し、税引き後の利益である７００万円を10年積み立てると、７千万円が利益剰余金として純資産になります。利益を出さないと純資産は一向に増えず、借金依存になります。

もう一点見るべきポイントは、現金から借入金を差し引いてプラスになっているかです。マイナスの場合は借金依存経営です。開業して10年が経過してもマイナスの場合は放漫経営だと思ってください。

目標として3千万円以上のプラスを目指します。3千万円あれば、今の立地が悪くなってしまっても無理なく移転することができますし、院長先生の老後の資金にもなります。

■決算書を読めば院長先生の経営に対する価値観が分かる

静岡県にある一部上場企業「スター精密」の創業社長の言葉です。

「利益を出していない経営者は、舗装した道路を歩く資格がない。なぜならば道路は税金でできているからである。

税金をできるだけ払わないようにしたり、利益が500万円しかないのに1千万円の車に乗っている。また利益が1千万円しかないのに経営者の年収は2千万円も取っている。

社員には安月給で我慢させているのに、社員がいうことを聞かず、自分の会社なのに居心地が悪いと愚痴をこぼす。誰がこんな経営者を信頼できるだろうか。でも本人は偉いと思っているので空恐ろしい」

この言葉にギクリとされた院長先生もいらっしゃるでしょう。

納税ほど公平な社会貢献はありません。ところが、納税するための利益を出さないよう、経費を私用で落とす。節税のためにMS法人をつくる。税金を納めないのに助成金を申請する。国民の税金で賄われている保険診療で少しでも点数を上げようと都合よく解釈するというのでは、私利私欲の経営と思われても仕方がありません。

外車のディーラーは、歯科医師にお得意さんが多いといいます。またクレジットカードの最上級のステータスも歯科医師が多いと聞きます。

私は、きれいごとをいうつもりはありません。ある院長先生は「スタッフとの関係性でストレスが多くて、お金を使わないとやっていられない」とおっしゃっていました。

その気持ちは痛いほど分かります。結果も出していない社員や努力不足の社員ほど、上司に不満を持ちます。

そのやるせなさ、経営者の孤独感の辛さは身に染みて分かります。

それでも本当によい医院をつくっていきたいのであれば、決算書を毎年スタッフに開示することです。すると公私混同の経費の使い方ができなくなります。これができない限りは、スタッフにしてみれば院長だけが儲けているという疑いが晴れず、努力を惜しみます。

公私混同の経費の使い方には次のようなものがあります。

知人や家族との飲食代、私用の自動車・ガソリン代・旅費交通費、自分が住む住居や投資用マンション代、副業に関する費用、院長の生命保険代などです。

ほかには常勤ではない家族に高額な専従者給与や報酬などを支払っている場合も公私混同です。また福利厚生という名目でスタッフとの会食を経費で落としたり、リゾート会員施設に手を出さないようにします。

医院を成長させたいのであれば、院長先生と家族の年収は売上に対して、最大で15％以内にします。本当は10％以内が望ましいのですが、いったん上げた生活レベルは、子供の教育費も含め、簡単に落とせないのも分かります。以上のようなことが嫌であれば、儲からなくても、スタッフの態度が悪くても不満を持たないことです。

院長先生の価値観や行動結果は決算書に表れます。

■借金は悪ではない　安全な借入のモノサシ

借金は悪ではありません。借金をせずに、自己資金だけで経営すると、大きな投資ができないため成長機会を逃し、競争力を失います。

借金によって時間を買うことができます。回収できそうなら借金をすることが正解です。

ただし銀行が貸してくれる金額と、借り入れても経営上安全な金額は違います。ここが分かっていないと、毎月の返済に追われ、医院経営ではなく、銀行への返済業になります。

借りてもよい金額の適正額を判断するものの一つとして、純資産比率があります。銀行からお金を借りると負債が増え、純資産比率が減りますが、健全経営の目安である30％を切らない範囲でお金を借りるという考え方です。計算は、純資産額を純資産比率の目標ラインである30％で割り、総資産額を差し引きます。

純資産が4千万円で、総資産が1億円の場合は次のとおりとなります。

（純資産額4千万円÷純資産比率30％－総資産額1億円＝借入可能額3千万円）

もう一つは、キャッシュフローから計算する方法です。

年間の税引き後利益に減価償却を足した金額の5年分までを借入限度額とします。

年間の税引き後利益が500万円あり、減価償却が400万だとした場合、900万円×5年で、4500万円が借入限度額です。

なお個人医院で計算する場合は、院長報酬を医療法人のように経費算入できないため、可処分所得から院長収入を差し引いた分が、医院に残せるキャッシュフローとなります。

もっと簡便な計算法は、借入額が月額売上の4ケ月分まででであれば安全、6ケ月分ですと危険というものです。ただし返済元金は利益から返していくため、このように売上額から借入限度額を算出する方法は正確性が劣ります。

なお、返済で医院が回らないのであれば金融機関に返済期限の延長を申し出ます。その際に銀行を説得する事業計画が必要ですが、売上も利益も上がりますというのは嘘くさいです。融資を受けたからといって、売上が上がるわけではありません。正直な事業計画書を持っていきます。

売上はほとんど上がらない、その代わり院長収入を削り、私用で使っていた車や交際費をはじめとした各種の無駄な経費をガッツリと削減することで利益を増やし、返済原資に回せるという内容にします。金融機関としても、医院側が破綻して未回収になるのが一番怖いわけですから返済期限の延長に応じてくれやすくなります。

なお複数の金融機関から借りている場合は、できるだけ金利が安い一行に絞ったほうがよいです。

借入額が大きいということは、それだけのお金を返せる器の院長であると金融機関が見てくれているということです。したがって、借金の多さは院長先生の甲斐性でもあります。自信を持って経営していきましょう。

■承継と居ぬき開業の経済学

近年、承継により医院を残していきたいという院長先生が増えています。

承継実務については専門書がいくつか出版されていますので、そちらをお読みいただくとして、ここでは承継と居ぬきで開業する場合の経済について考えてみたいと思います。

承継は、患者様、スタッフ、診療設備などを引き継ぎます（医療法人は社員や理事の変更を行う必要あり）。

居ぬきの場合は、診療設備のみを引き継ぎます。居ぬきでカルテを含めて患者様を引き継ぐ場合は患者様の同意が必要になります。

身内に無償譲渡する場合は、贈与となり課税対象となるため贈与や相続対策を講じます。

一般企業の譲渡代金は、主に税引後利益の5年分と償却資産の合計額が相場です。

これを医療法人に照らし合わせると、2020年度の平均的な税引後利益は600万円弱であり償却資産は500万円ですから、3千5百万円が譲渡代金の平均相場となります。

個人医院の場合は償却資産のみが評価額となり、平均的な償却資産額は300万円ですから、300万円が譲渡代金相場となります。

歯科医院の譲渡金額の決定において一般企業で使われるような計算式を用いることは滅多になく、売りたい側の金額と買いたい側の交渉で決まりますが、実際にユニット3～4台くらいの医院の居ぬき価格は100～500万円くらいです。

売上1億円以上の医療法人が５００万円くらいで譲渡されることもあります。開業したばかりで、償却資産が数千万円残っている医院が、数百万円で売買取引されることも珍しくありません。

思ったよりも低い金額だと思われる先生もいらっしゃるでしょう。

確かに10年以上前までは、個人医院でも数千万円で売買されており、医療法人は1億円を超えることも珍しくありませんでしたが、今は医院を譲渡したい側の多さに対し、医院を承継したい、買い取りたい側の歯科医師が圧倒的に少なく、値崩れを起こしています。

特にインプラントをメインで行っている医院の場合は、売上が数億円に達していようとも、買い手側にとって患者様のメインテナンスに対する責任感の重さから不人気です。

経済的な観点でいえば、新規開業において、自己資金で1千万円以上あり、最初の数年間は最低でも1日12時間以上の労働時間にコミットでき、女性スタッフとのコミュニケーションに苦手意識を持っていないことの３つの条件が揃っていなければ、新築開業よりも、居ぬき開業をお勧めします。買取金額の上限は５００万円です。

歯科医院の競争力は、診療設備や立地よりも圧倒的に院長先生の勤労意欲とコミュニケーション力で決まります。

居ぬき開業の場合、大きな売上は期待できませんが、そこで3～5年間がむしゃらに働き、院長収入は必要最低限とし、自己資金を増やしてから、好きな場所、好きな建物内装、好きな診療設備を揃えて新築開業するほうが経済的リスクは少なくて済みます。

■どこから借りるか

お勧めの借入先として、親にある程度の金銭的な余裕があるのであれば、頭を下げて親から借りるのが一番です。こんなことをいっては不道徳ですが、最悪、踏み倒すことができます。親から借りられる信頼関係がない人は銀行からも借りにくいと思ってください。

銀行からの借入に事業計画書は必須ですが、新規開業の場合は事業計画書の内容よりも人柄を見て融資判断をし、既存開業の場合は決算書を見て融資判断します。

借入を起こす際は信用保証協会をつけたほうが借りやすいのですが、財務内容が健全な場合は、できるだけ信用保証協会を通さずに借りられるよう交渉し、返済実績をつくっておきます。信用保証協会は経営が苦しい時期に借入を起こす切り札として取っておきます。

金融機関から借入する場合、第一選択肢となるのが日本政策金融公庫です。

日本政策金融公庫は、政府が出資している政府系の金融機関で、最も融資を受けやすく、返済期間も長めに取ってくれるため経営に負担がかかりません。

ただし融資限度額が1千万円未満と少ないことが多く、信用金庫や銀行と複合して借入をするケースがほとんどです。

信用金庫は、銀行と混同されがちですが、銀行が営利なのに対して、信用金庫は非営利であり適用される法律も異なります。信用金庫は、銀行から借り入れることが難しい財務体質の地方中小事業者や新規開業者に対して、地域発展のために設立されたという経緯があるため、親身になって相談に乗ってくれます。ただし、信用金庫はその地域で生活する人や事業所を設けている人のみが対象であり、融資を受けるには、原則として会員にならなくてはなりません。信用金庫のデメリットは銀行よりも金利が2％台（2021年時点）と高めで、信用保証協会をつけると3％を超えることと借入限度額が少ない点にあります。多くても5千万円が限度です。

地方銀行は信用金庫よりも金利が1％台と安く借入限度額も多くなります。ただし、売上が3億円以下ですと融資先として下位扱いになり親身な対応にはならないかもしれません。都市銀行は売上で少なくとも5億を超えていて、10億円を目指せる規模であれば金利が最も低く（2021年時点、0・5％前後）、融資額も大きいためお勧めです。

デメリットは融資審査が厳しいことと、万が一の貸しはがしリスクが地方銀行や信用金庫よりも高くなるといわれています。

医療法人で借り入れ条件を有利にしていくためには、利益を残し、税金を支払って、純資産比率を高めていくことです。売上が数億円あっても利益がなかったり、純資産比率が低いと借り入れで苦労します。純資産比率を増やすために毎年、理事長の所得の一部を医院の資本に組み入れていくことも有効です。

ノンバンク系の金融機関は高金利であるうえに、早期返済時のペナルティ金額も高めに設定されていることが多いため極力借りないようにしたほうが無難です。

第Ⅷ章　院長の時間の使い方

■経営に時間を使う必要性

昔は経営に時間を使っている開業医は珍しく、診療を頑張っていれば患者様もスタッフもついてきてくれました。

なぜ、今日、経営に時間を取ることが必要なのかといえば人口減による影響です。

人口が減ると経営者よりも労働者のほうが立場は強くなります。院長先生が経営に時間を使わないと、そこで働くスタッフはワーカーとしての単純労働作業ばかりで未来がありません。

「私は診療を一生懸命やるから、ついてきてくれ」では通用しない時代です。

また、経営に時間を使うことで医院経営が楽しくなり、思いどおりの医院がつくれます。

経営に時間を投資できない理由は、未知の領域なので怖いというものがあると思いますが、もう一つの理由として、それは診療への没頭、依存なのかもしれません。

人は没頭すると快楽物質のドーパミンが出ます。

診療に没頭することは必要不可欠ですが、診療への没頭だけで働く時間を消費してしまうと経営者としてやるべきことに時間を使うのが億劫になります。

経営は没頭してはまずいのです。経営は作業ではなく決めることです。

メタ認知を働かせ、俯瞰的、客観的に、思考し決定します。

お勧めしない時間の使い方として、外部団体の役員や子供に何かを教えるコーチのような役目です。

付き合いがあって断れないという事情があることは分かります。また、そのような団体での活躍は自分の承認欲求が満たされることもあるでしょう。しかし、そのような役目を引き受けている院長先生の医院は離職率が高い傾向があります。

また、臨床の勉強に時間を投下しすぎると2つの問題が起きます。

1つ目は患者様のニーズと関係のない勉強になりがちということです。

誤解を恐れずにいえば、それは経営的に余裕ができてからでもよいのではないでしょうか。臨床の勉強会に熱心に参加している先生の中には、その勉強内容が、あまり実用的ではないかもと内心では思っていても、休みの日に臨床セミナーに行かないと、経営不安で気持ちが落ち着かないという方もいらっしゃいます。

それであれば、身体を休めるか、気分転換に遊びに出かけたほうがよいと思います。

2つ目の問題は、スタッフがついてくることができないといった問題です。大工さんでも、お寿司屋さんでも、職人の世界は経営TOPの技術力が高すぎると、離職率が高まります。歯科医院も離職率が高い理由の一つとして、院長先生がスタッフに求める知識や技術の基準が高すぎて、ついて来ることができないというものがあります。

もちろん患者様は院長先生の診療技術に期待されて来院されるわけで、診療責任がありますから、常に最新の診療を勉強することは医療人として素晴らしいことだと思いますが、経営にも時間を投資していくことで、患者様とスタッフの双方の満足度を高めていくことができます。

■ランチェスター戦略における成功の方程式

ランチェスター戦略は、別名「弱者の戦略」といわれています。

弱者の戦略というと、なんだか惨めたらしい気がしますが、業界で1位から3位以外はみな弱者と定義されます。世の中の組織の99・9％は弱者です。

多くの経営戦略は、大企業の成功事例をもとにしており、歯科医院では使えないものも多くありますが、ランチェスター戦略は中小組織のための戦略書です。

ランチェスター戦略における成功の方程式である「$Y = ax^2 + b$」は、かの有名なアインシュタインの質量とエネルギーの等価性の公式である「$E = mc^2$」を応用しています。

Yは成功です。成功であるYを導き出すために必要な要素は3つあります。

aは才能、xは時間、bは過去の蓄積です。

過去の蓄積には親の財産（医院承継を含む）と自分の実績があります。

bである過去の蓄積は、足し算であり、成功要素にあまり関係がありません。

成功はaの才能とxの時間の掛け算で決まるということになります。

そしてxの時間だけが2乗です。成功において最も重要なのは経営者の時間であり、経営者が長時間働けば働くほど成功するということになります。

働く時間には勉強する時間も含まれています。

ランチェスター　成功の方程式

Y（成功）＝a（才能）×x（時間）²＋b（過去の蓄積）

1日当たりの働く時間と成功の目安をお知らせします。
10時間：生き残れるか分からない
12時間：必勝
14時間：圧勝
調査によると小規模事業者が働く時間は1日平均10時間です。この労働時間ですと、一般企業の場合、10年後に生き残る確率は6％です。歯科医院は大変といいながら生存率が高いので恵まれています。売上規模で1億円以上の院長先生は、少なくとも必勝レベルの12時間以上は働いていたという方がほとんどです。
では自分は1日に何時間くらい仕事をすればよいのかといえば、それは院長先生の価値観次第です。無理は続きませんし、仕事だけが人生ではありません。ただし開業医の方が人生の中で経営者として過ごす時間は、30年とか40年など決して短いものではありません。
その中の3年間くらいは頑張らないと、いつまでも不安定な経営状態で、将来が不安な開業医人生を送ることになります。
若くまだ無理が利くときは、総労働時間を大きくします。
売上規模が大きくなり、年齢が増していくに従って、院長先生の診療時間をどんどん減らしていき、経営に時間を使うようにしていきます。そうして組織が成長したら、院長先生の働く時間を減らし、自由な時間を増やしていくようにします。

■医院の規模拡大と院長先生の経営時間の関係性

時々、年間売上数千万円の院長先生で、いつも忙しくて、時間がないという方がいます。そこで過去1週間、何に時間を使ったのかを詳細に書いてもらいます。

同じように年間売上数億円の院長先生にも書いていただき比較すると、規模が大きい院長先生のほうが圧倒的に働いている時間、勉強している時間が長いことが分かります。

数千万円の先生は、自分なりに頑張っているつもりかもしれませんが、仕事に対する時間の投下量が圧倒的に少ない傾向にあります。

左はホワイトエッセンスに加盟されている院長先生に1週間単位で〈働いている時間ではなく〉経営に使っている時間を調査したものです。

1億円未満	2時間
1～2億円台	8時間
3～4億円台	17時間
5億円以上	36時間

単に売上規模が大きいだけではなく、利益が残り、幹部育成ができる組織づくりのためには、週に25時間は経営に時間投資することが理想で、最低でも15時間は必要です。そこで無理なく十分な経営時間を確保していく考え方をご紹介します。

週に5日間は仕事とプライベートに、それぞれ12時間ずつを使います。

プライベートの12時間は、睡眠に7時間を取り、残り5時間の中で食事・入浴・家事・自由時間を済ませます。睡眠で7時間としているのは、十分な睡眠は健康にも脳のパフォーマンスにもよい影響をもたらすからです。週に100時間働く有名企業の社長たちですら7時間の睡眠時間を確保し、働いている時間以外は寝ているといいます。

仕事時間の12時間には通勤時間も含めます。通勤時間を経営の勉強に充てることで、ランチェスター必勝の時間戦略である12時間を仕事時間として確保できます。休みの日は、趣味や家族サービスに時間を使っても、臨床や経営の勉強をしても自由とします。

経営規模が小さいうちは、院長先生が診療に多くの時間を割き、診療外の時間で経営に投資する必要があります。経営の時間を確保するために、通勤時間を経営の勉強に充て、自由時間を削れば、最低でも経営に毎日3時間、週に15時間は確保できるでしょう。

医院規模が大きくなるに従い、院長先生は診療時間を削り、経営に使う時間を増やし、幹部育成を図っていきます。院長先生の診療時間を毎日5～6時間に抑えられれば、経営に毎日5時間、週に25時間は確保できます。

午前の頭が冴えているときに経営の勉強や経営計画に時間を使い、午後はスタッフや取引先とのコミュニケーションに時間を使うようにします。

まずは毎日1時間でも2時間でもよいので、経営に使う時間を決め、カレンダーでその時間にほかのアポイントが入らないようブロックし、毎日の習慣とします。

「経営に時間を取る」という院長先生の勇気ある決断が医院の未来を決めます。

■経営のどこに時間を使うのか―経営時間の増やし方―

院長先生が経営に時間を投資するにあたり、どんなことに時間を使えばよいのでしょうか。それは「考えたり、現実を理解する時間」「人材育成する時間」「経営資源を増やしたり、投資する時間」の3つに分類されます。

（　）で示されている（朝礼）、（終礼）、（日報にフィードバック）、（新人教育）、（技能教育）、（採用）、（マニュアル作成）は、幹部が育てば幹部に任せていくことができます。

【考えたり、現実を理解する時間】
考える時間：経営の勉強、経営計画作成と修正
外部の理解：顧客ニーズ調査、顧客や取引先との対話
内部の理解：計画書と決算書分析、部下の観察・対話・報告書から組織の現状把握

【人材育成する時間】
経営計画勉強会、規律の徹底、個人面談、会議、（朝礼）、（終礼）、（日報にフィードバック）、（新人教育）、（技能教育）、（採用）、（マニュアル作成）

【経営資源を増やしたり、投資する時間】
カネ：経営資源投資の決定（特に採用とマーケティング）や資金調達
モノ：商品構成や価格の変更、新技術導入

経営に時間を使う優先順位として、お勧めは最初に経営知識の勉強、次に経営計画の作成、そして計画を共有するための勉強会、規律の徹底、個人面談、会議などスタッフと計画の共有や徹底を行い、最後に技能教育、採用、マーケティングなどを行っていきます。

経営知識なく、経営計画なく、計画の共有のための勉強会やコミュニケーションがなく、教育、採用、マーケティングを行っても、枝葉の対策となり、モグラたたきになります。

経営時間を増やすためには、「廃棄」「改善」「任せる」を行います。

「廃棄」は、売上が上がっていても利益が残らない仕事、将来性がない仕事（今、赤字でも将来性がありそうな仕事は廃棄しない）、無駄な制度や手続きをなくすことです。

廃棄すべき仕事は院長先生よりも、新人や非常勤スタッフのほうが分かっています。

院長先生は全部大事な仕事のように錯覚しがちですが、何のためにやっているか分からない仕事をさせられているのは大抵の場合、新人やパートだからです。廃棄すべき仕事を年に２回は話し合い、廃棄していくことで、新しい仕事を導入するキャパが生まれます。

「改善」により、仕事のやり方を改めることで生産性を高め院長先生の時間を増やせます。具体的には、朝礼・会議・面談などコミュニケーションに関する生産性の改善、マニュアルどおりできるよう教育訓練する、適切な作業割り当てと空き時間の指示などがあります。

「任せる」は、院長先生ではなくともできる仕事はスタッフや外注に任せることです。また外注に任せたほうが高い成果が出そうな場合も外注に任せます。雑務から専門外の仕事まで院長が何でもやると、院長の経営時間がいつまでも確保できません。

第Ⅸ章　医院を成長させる経営計画のつくり方

■経営計画を作成する目的

経営計画はビジョンの明確化と並んで経営者の第一の役割です。

経営計画がないと、経営者の2番目の役割である「投資の意思決定」が場当たり的になります。3番目の役割である「価格と商品構成の決定」が院長の勘ピューターで決まります。4番目の人事評価制度をつくろうとしても、評価の基準は経営計画にありますから、評価制度をつくりようがありません。5番目の「規律内容の決定と徹底」をしようとしても、スタッフは将来が見えないまま、取り締まりだけ厳しくなるため逃げ出したいと思うでしょう。

したがって経営計画がないことには、経営者の役割がまともにできないのです。

本書のこれまでの解説は経営計画を作成できるようになるための知識です。

ほとんどの院長先生にとって「経営計画は、ないよりもあったほうがいいな」程度の認識ですが、経営計画書を作成し、発表して、徹底行動に取り組まれた院長先生は、経営計画書の圧倒的な有難みが痛いくらいに分かります。

ある院長先生は、経営計画書を作成してみて、「これまで経営計画がないまま、年を重ねてきたのは無謀だった」という発言をされています。別の院長先生は「あと2年で引退して息子に医院を承継しようと思っていたが、つくづく経営計画を作成しておいてよかった。計画書なく、承継したら大変なことになるに違いない」といっていました。

2020年に起きたコロナ禍など、これから世の中でいつ何が起きるか分かりません。「先が読めないので経営計画をつくっても意味がない」と思われる院長先生もいらっしゃるかもしれませんが、「先が読めないから意味がある。計画どおりにいかないから、役に立つ」のです。先が読めない時代ほど、頑張って先を読もうとする経営計画が必要です。

計画をつくっても、実際には計画どおりにいかないことがほとんどです。それでいいのです。どこが計画どおりでなかったかを見直すことで、計画力がアップするからです。

ある税理士事務所の経営計画書を手に入れることができましたが、この税理士事務所の1年後の売上目標は4千6百万円です。5年後は1億円です。「えっ、そんな小さな目標のために」と思われるかもしれません。しかし小規模であっても、未来に向けてどうしていきたいのか、その方針が活き活きと書かれています。その税理士事務所は職員さんがわずか2名の少数精鋭であり、組織の質が高いことが想像できます。

同じ1億円の売上でも、診療や売上に追われての1億円と、計画どおりの1億円では再現性も生産性も違います。

経営者という立場になり、40歳、50歳、60歳と年を重ねていく中で、収入増とか、欲しいものを買いたいとか、家庭をつくりたいなどの欲求は、若いときよりもずっと少ないと思います。だからこそ、自分の残された人生のために自らの手で、将来に期待できるワクワクするビジョンとそれをしっかりと反映させた経営計画をつくる必要があるのです。

■経営計画書を作成するメリット

経営計画書の作成は大変です。でも大変な思いをした何倍もの価値があります。経営計画書を作成することで、院長先生の不安を減らすことができます。人は先が見えないから不安になります。世の中の経済はだんだん悪くなっていく。自分は老いていく。不安になるのは当たり前です。

しかし、経営計画があると、自分で未来を設計できます。

経営計画書を作成することで自分の思いどおりの歯科医院の未来像が描けます。医院や自分の未来を前向きに考えることができるようになると、不安や迷いが一気に減ります。同時に俄然と、「やらなければいけない」という危機感が高まり、「やりぬくぞ」という闘志があふれてきます。もはや、ワケの分からない不安や悩みに囚われて、困ったとはいわなくなります。

経営計画書作成のもう一つのメリットは、スタッフ、取引先など周囲が協力してくれやすくなり、院長先生の個人力に依存しないで、大きな成果が出せるようになることです。院長先生一人では仕事ができません。スタッフ、患者様、取引先など、周りに協力してもらう必要があります。

院長先生が何を考えているのか分からないと、スタッフは不安になります。何をすればよいのか分かりません。取引先も、どう協力してよいかが分からず、お金だけの付き合いになります。

院長が上司として自分の思っていることをスタッフに伝えられないと、スタッフは院長の思うとおりに動いてくれませんが、院長先生の意図を誤りなくスタッフに伝えるためには、口でいっただけでは不十分です。院長は一貫して同じことを伝えているつもりでも、その時々の感情や状況で伝わり方が違うため、スタッフからすると支離滅裂に聞こえます。

経営計画書は院長先生の考えを明文化したものです。

経営計画書を読めばスタッフは院長の考えが分かります。

不思議なもので、口でいわれて納得できないことも、経営計画書に文章で書かれているとスッと入ってきたりします。

また院長の表現力が磨かれると、院長の意図がスタッフによく伝わり、よりスタッフは協力的になります。経営計画書を作成する過程の中で、院長先生は言葉を練り込む必要があり、リーダーとしての表現力も身についていきます。そのためにも経営計画は数字の羅列ではなく、ビジョンや社員や取引先に対する方針を国語で盛り込んでいくことが大切です。

経営計画書の作成には時間も労力もかかります。完成した直後は放心状態でしょう。しかし作成したことに満足してしまい、徹底できないと、経営計画を作成したメリットを享受することができません。

経営計画は作成したとおりに徹底して実行することで初めて威力を発揮します。

■経営計画の作成方法

経営計画の内容は業種や規模にかかわらず、50年以上前からほとんど変わっていません。最初に院長先生のビジョンが記載され、ビジョンに近づくための目標、役割、方針へと続いていきます。

経営計画とは、売上などの数字から始まるものではありません。実際に計画書を作成すると分かりますが、ページの8割は国語で占められます。

そこで経営計画の作成方法と雛形をご紹介します。

〈経営計画のページ構成〉

1　表紙
2　ビジョン・5年後の規模とスタッフへの処遇
3　年間目標
4　役割分担と組織図
5　年間収支計画
6　方針
7　規律
8　カレンダー

表紙の氏名欄は、スタッフが経営計画発表会の当日に自分で書き込みます。

ビジョンは、院長先生が心の底から実現したい願望であるとともに、患者様満足が反映され、スタッフがワクワクするような内容とします。

5年後の規模とスタッフへの処遇は、5年先とすることで、すぐには実現が難しく高い目標を設定することができます。5年先の目標がイメージできない場合は、この箇所を飛ばしても構いません。

年間目標は売上や利益だけではなく、顧客（患者様）満足度や人材育成の目標も併せて設定します。そうすることで売上数値だけに追われなくなります。

役割分担は職務内容ごとにスタッフの氏名を書き込みます。

組織図が明示されることにより、指揮系統が明確になります。組織図がないとスタッフは、上司と先輩の違いが分からず、命令権がない先輩のことを上司と思ってしまいがちです。

年間収支計画は、昨年の決算書や確定申告書の数字をベースに、売上、経費、利益の目標を決めていきます。経費配分は「第Ⅶ章　経営数字に強くなる」をご参照ください。

方針の作成ポイントは後述します。

規律は、113頁で規律表を紹介していますので、ご活用ください。

カレンダーは年間で作成しておき、休日、ミーティング、研修、経営計画発表会などの日程が分かるようにしておきます。

医院名 / 法人名

第○期　　経営計画書

年　　月　　日～　　年　　月　　日

氏名（スタッフ名）

1. ビジョン

2. 5年後の規模

<table>
<tr><td colspan="2">売上目標</td><td>円</td><td colspan="2">医院数目標</td><td>医院</td></tr>
<tr><td rowspan="5">売上</td><td>保険売上</td><td>円</td><td colspan="2">人員数目標</td><td>人</td></tr>
<tr><td>矯正売上</td><td>円</td><td rowspan="4">人員</td><td>歯科医師</td><td>人</td></tr>
<tr><td>自費売上</td><td>円</td><td>歯科衛生士</td><td>人</td></tr>
<tr><td>物販売上</td><td>円</td><td>受付・助手</td><td>人</td></tr>
<tr><td>訪問売上</td><td>円</td><td>人事経理など</td><td>人</td></tr>
<tr><td colspan="2">利益目標</td><td>円</td><td colspan="2">ユニット数</td><td>台</td></tr>
<tr><td colspan="2">人時生産性</td><td>円</td><td colspan="2">純資産比率</td><td>%</td></tr>
</table>

3. 5年後のスタッフへの処遇

1）35歳平均年収
2）幹部年収
3）年間休日
4）福利厚生
5）教育体制

4. 年間　売上利益目標

総売上	円
利益	円
利益率	%
保険外来診療	円
訪問診療	円
矯正治療	円
補綴・インプラントなど自費治療	円
DH による自費（ホワイトニング・クリーニングなど）	円
物販	円

5. 年間　患者様満足度目標

・歯周ポケットが 3mm 以下に改善した患者様数　人
・笑顔の写真数　人
・アンケート満足度　点
・治療中断数　人以下

6. 年間　人材育成目標

・1 人当たり教育訓練費と教育時間　円 /　時間
・知識テスト合格者率　%
・技能テスト合格者率　%
・採用数　人

7. 役割分担

職務内容	氏名

8. 組織図

9. 年間収支計画

		1月	2月	3月	4月	5月	6月	半期計
総売上								
売上	保険外来							
	訪問診療							
	矯正治療							
	補綴							
	DH自費							
	物販							
原価（技工材料費）								
販売管理費	人件費							
	採用・教育費							
	広告宣伝費							
	減価償却費							
	賃料							
	その他							
利益								

10. 方針

1） 基本方針

2） 収益・財務方針

3） クライアントに関する方針

4） 組織方針

■経営計画の方針の作成例

経営計画の方針は全スタッフが目指すべき方向性です。

方針をどう書いたらよいか分からないという相談を受けますので、参考例を掲載します。

方針作成のポイントはやることだけでなく、やらないことも決めることです。

1　基本方針

・一般治療、矯正、ホワイトニングを柱に、笑顔と口腔内機能の維持管理を果たす。

・訪問診療はリソースが分散するので行わない。

・他医院とは、診療機器による差別化ではなく、人材の質の差別化を図る。

・スタッフ一人ひとりがビジョン達成とクライアント満足のために分業しながら、自律的にＰＤＣＡを回していけるよう勉強熱心で行動力のある組織風土を目指す。

2　収益・財務方針

・保険診療は70万点までにとどめ、自費で1千万円以上、物販で１００万円を達成する。

・純資産比率40％以上をキープする。

・設備投資を定期的に行い、売上の5％前後を減価償却費としてコントロールする。

・人時生産性は5千円、スタッフ一人当たりの年間利益額は１００万円を目指す。

・売上対人件費率は25～30％の範囲に抑える。売上対人件費が25％以上でありながら、スタッフ不足と感じるときは人員が不足しているのではなく、生産性に問題があると考え、医院全体で解決していく。

3　クライアントに関する方針

・クライアントの笑顔をつくることがゴールであり、機能回復がゴールではない。
・自費予防でのリピート度合いがクライアント満足度の第一尺度と定義する。
・医院のメニューと技術に誇りが持てるよう、知識勉強と施術練習を計画的に行う。
・苦情やご不満の声をいただいたら速やかに上司に報告し、上司はその対策にあたる。
・患者様満足、セキュリティコスト、生産性、効率性のバランスを常に考え続ける。
・診療に必要な材料・機器などは欠品しない（適正在庫）。

4　組織方針

・毎年経営計画発表会を行い、医院の将来をスタッフと共有する。併せて表彰を行う。
・5S（整理・整頓・清掃・清潔・躾〈規律〉）を徹底する。
・高年収を実現する。地域の同業の20%高を目安とする。
・年間休日125日、残業ゼロ、有休消化率9割以上を目指す。
・3年以内に幹部2名、幹部候補生5名を育成する。
・教育と採用に人件費の5%を使う。
・その人にしかできない仕事をなくす。
・役割分担を明確にし、個々が上司の手伝いなく職務を全うできる組織を目指す。

■経営計画書を作成する心構え

経営計画をつくろうと意気込み、いざ机に向かうと、なかなか作成が進みません。初めて作成する経営計画書は、数ケ月を要し、精神力、体力ともにかなり追い込まれます。それなのに出来上がりが酷く、自分に失望するでしょう。

それこそが経営計画書を作成する価値です。

最初からよい治療計画を立てられなかったように経営計画も同様です。経営計画を作成する過程で、自分のどこが経営者として不足しているのかメタ認知が働きます。

ビジョンが見えない、数字が分からない、方針が書けない。自分の不足点の発見こそが、経営計画を自分だけの力で作成する価値です。

教育訓練は、不足している知識と技能の投入であり、成長の出発点は、自分の不足点の認識です。経営計画書の作成によって院長先生は何歳になっても自己成長のスタートラインに立つことができます。

経営計画をつくるうえで一番邪魔なものは、完璧なものを作成したいという小さなプライドです。最初は100点満点中の3点でいいのです。

計画書の作成にあたりやってはいけないのは、コンサルタントを入れて、立派な計画書をつくろうとすることです。

自分の実力以上の体裁だけ整った計画書を作成しても、その内容を徹底することはできません。また他人の意見を入れながら計画書を作成しても、自分の不足点に気づくという大切なご褒美が得られません。

ぜひ、最初はみっともない計画書を作成してください。それを発表会で聞いたスタッフの中で院長を失笑したり、軽蔑する人は一人もいないと断言できます。

それは計画書の内容がうんぬんではなく、院長が精神力と体力を削って医院の未来のために作成したということが、理屈抜きで、スタッフの魂に響くからです。

経営計画をつくらない理由として、診療などで忙しいからという方がいらっしゃいます。

経営計画を教えてもらえない組織で働くスタッフの立場になってみましょう。

そのような組織では、自分の将来性がまったく分かりません。その日暮らしの診療で、年を重ねていき、社会人としての成長が期待できません。スタッフがかわいそうです。

院長先生自身は、日々、診療をしていれば満足かもしれませんが、経営というのは他人の人生を巻き込んでいます。だからスタッフに対して、将来に期待させる責任があります。

そのためにも、経営TOPは、組織の誰よりも遠い未来を見る必要があります。

なお、経営計画はスタッフを説得したり、行動変容させるためのものではありません。

経営計画とは、経営TOPである院長が私はこうしていきますという約束です。

経営計画を実現していくことは、院長だけではなく、スタッフにとっても大変です。

そこに、当事者意識があれば喜んでばかりはいられません。「院長先生が誰よりも経営計画書を率先垂範するから、皆さん協力してください」という誓いの場なのです。

■経営計画発表会

経営計画の発表会は会場を借り、正装で午後から行います。1年の中で最も重要なイベントであり、非日常感が大切です。また銀行や重要な取引先などを招待すると、外部の目があることで、スタッフの参加態度がよくなります。そして銀行や取引先から今後の協力や理解も得やすくなります。

1　入場と着席
2　司会と開会宣言「これから○年度経営計画発表会を始めます」
3　表彰式・「永年勤続賞」「院長（理事長）賞」
4　院長先生による経営計画の発表（90～120分程度。休憩を挟む）
5　幹部決意表明
6　閉会宣言
7　懇親会

開始20分前に入場を行い、15分前までに会場に全員着席します。15分前に着席する理由は心を落ち着かせ、集中力を高めるためです。私語を禁止とします。指定席とし、机には経営計画書が置いてあります。参加者は計画書に氏名をサインします。

開始5分前になったら司会を行います。

司会は医院のナンバー3か管理部門の責任者のスタッフが行います。司会者が伝えることは、経営計画内容の漏洩禁止案内、本日のスケジュール、ご招待者の紹介です。

開会宣言と閉会宣言は院長より指名されたスタッフが登壇して行います。「ただ今より、○○医院、第○期、経営計画発表会を開催（閉会）いたします。山田花子」。

表彰式は院長先生が表彰状を授与し、併せて金一封を添えます。

永年勤続賞は5年、10年、15年などの節目に行います。

経営計画書の内容は、院長先生が一人で発表します。

経営計画の発表は院長先生が率先垂範していくという誓いの場であり、院長の考えを明瞭に伝える絶好の機会だからこそ、院長先生からのみ発信します。

時々、会場に質問を投げかけながら発表することで参加者の集中力が切れず、思考力が深まります。

計画書の発表が終わりましたら、幹部が在籍している場合は、幹部筆頭者が決意表明をします。「我々幹部一同は、○○医院のビジョン実現のために、経営計画に書かれた目標と方針に対し、全力で取り組むことをここに表明します。日本太郎」

閉会後に懇親会を行い、親睦を深めます。

経営計画の発表を行った翌日、明らかに医院の空気は劇的に変わります。

大切なのは計画書に書かれたことを実現していくための明日からの行動です。

■経営計画を徹底する方法

経営計画はPDCAのP（計画）にあたり、D（実行）、C（評価）、A（改善）を繰り返していくことで初めて大きな威力を発揮します。

そこでその徹底方法をお伝えします。

1　経営計画の勉強会を毎月行う。

2　幹部と幹部候補生には経営計画に基づく個人の年間目標を提出してもらい、それをもとに個人面談を行い、進捗報告を受け、助言をしていく。

3　経営計画を月に一度は見直し、修正をかけていく。

経営計画の勉強会を毎月行います。

経営計画発表会でのスタッフの理解力は10％程度と思っていたほうがよいです。勉強会を重ねることで理解力が高まってきます。

また経営計画書から穴埋め問題を作成し、テストを実施します。

内容があまりに膨大だと覚えきれないため、30分程度で回答できる出題範囲としてください。

特に重要なのは、ビジョン、年間の目標、方針、規律、役割分担です。90点未満は、90点を取れるまで追試をします。90点取れたスタッフも、いったん覚えたことを忘れないよう4半期ごとにテストを受けます。

幹部と幹部候補のスタッフには、経営計画発表会から2週間以内に、年間目標を提出してもらい、院長先生はその年間目標をもとに毎月個人面談で進捗報告を受けたり、目標達成のための助言をしていきます。

一般スタッフは経営計画の規律表を用いて本人評価と上司評価の○×をチェックのうえ、個人面談で評価と改善のすり合わせを行っていきます。

なお経営計画どおりに進めていく中で、新しく取り組むべきことが生じ、方針やプロジェクトの優先順位が変わることがあります。また計画内容の不備に気づくことも多々あります。そこで毎月1回、最低でも3ケ月に1回は経営計画書の内容を見直し修正をかけていくようにします。

ただし年間の数字だけは変更してはいけません。年間目標を下方修正して目標達成をしても意味がありません。1年間が終わったときに当初の目標を達成した理由や未達の理由を分析するために、年間目標だけは変更しないようにします。

経営計画内容の修正を図っていくことで、自分の計画力と行動徹底力の不足点に気づくことができるとともに、次回の経営計画書作成が非常に楽になります。

【経営計画を作成しての感想　その1　スタッフの成長・仕事に対する考え方の高まり】

昨年末の院長研修において、坂本社長から経営計画書の作成についての詳しい講義がありました。それ以前にも、研修の講義の中で繰り返し経営計画書の意義やその大切さについてはお話がありましたし、振り返ってみれば、何年も前から一貫して社長は経営計画の大切さを私たちに教えてくださっていたことを実感しました。

さらに経営計画書の雛形まで共有していただき、ここまで揃えていただいたからには、私も作成したいと考え、年末年始の休み中に自室に籠り、講義動画を繰り返し視聴しながら、経営計画書の作成を開始しました。

結論、経営計画発表会を行ったことによって、私が以前から持っていたビジョンがスタッフたちにこれまでよりも深く伝わり、よい影響があったのだと感じる場面が多々あり、実際の仕事のパフォーマンスも向上していますので、一例をシェアさせていただきます。

つい先日、医院の月次MTGで本部の経営計画発表会の動画を改めてスタッフ全員で一緒に見て、一人ひとり感想を発表しながらディスカッションをしていったのですが、既卒の衛生士2名が、こんなふうに話してくれました。

以前勤めていた歯科医院では、院長が何をしたいのか、医院がどこに向かっているのかが分からなかった。なんとなく仕事をしていた。でも今は、経営計画発表会や毎月の院内MTGなどを通じ、院長のやりたいこと、自分たちに何を求められているのかが分かる。

また、経営について勉強する機会があるなんて考えもしなかった。経営なんて自分たちには縁がないものだと思っていた。経営の勉強を少しだけでもさせていただく機会をくださっていることがとてもありがたい。そして毎月のＭＴＧで、医院の売上目標や達成度合いなどを確認し、自分自身でも目標を立てて達成に向けて頑張っていると、リアルに仕事をしている実感があるし、すごくやりがいを感じるというのです。

また新卒1年目の衛生士は、たまに同級生に会うと、「あんた何でそんなに楽しそうなの」といわれるといっていました。「今の歯科医院でこんな仕事をしているんだよ」と話すと、「すごい」といって興味を示す同級生が結構いるとのことでした。

経営計画を作成、発表してみて、私自身の気持ちに余裕ができ、小さなトラブルがあまり気にならなくなった、という変化も感じていますが、それ以上にスタッフの成長・仕事に対する考え方の高まりを強く感じ、現在は人間関係的なトラブルも皆無で、全員が前向きに、経営計画の実現に向かって仕事に取り組めているという実感があります。経営計画作成前後で最も変わったと感じるのが、この部分でした。

経営計画を作成したことで、実際に売上数字まで大きく変わっていたことを振り返り、改めて、昨年に経営計画を作成できたことを感謝しています。

そして、来年の1月には、来期の経営計画発表会を行います。

まだ、未熟な出来栄えではありますが、今年のものよりはよいものをつくるつもりです。

【経営計画を作成しての感想　その2　スタッフ35人の膨張型組織からの脱却】

私は以前から大まかな経営計画、売上目標などは立てていたのですが、ホワイトエッセンス本部の経営計画発表会を見て、私の計画書が単なる紙切れに思えてきました。

当院はホワイトエッセンスに加盟する前は、スタッフ数35人ぐらいの組織で膨張型の組織だったと思います。いわゆるドクター主導の治療型の歯科医院で歯科衛生士は治療の補助という役割が多く、自主的なスタッフもいたものの、当時のことをスタッフに聞くと何をしていいか分からなかったそうです。

私を含めスタッフは自分の仕事の役割が明確化されていないため、治療という作業の繰り返しで、それ以上のこと（私がしてほしいこと）をできるスタッフが少なかったです。

そこで組織図をつくり、特に幹部の役割について、MTGで全体像を伝え、日報と個人面談で個別にフィードバックしていきました。それ以降、幹部スタッフは経営計画に基づいて何をすべきかを考えてくれるようになりました。

一般スタッフも新人教育訓練テキストを活用し、社会人、そして組織人としての意識を高くすることで私自身、そしてスタッフも仕事をしやすくなっているのを感じています。

さらに今年は以前の経営計画書に比べ数字や、やるべきことが具体的になったことで、計画内容が少しずつ組織に浸透してきており、売上と利益が上がってきています。

経営の原理原則に基づき経営を行っていくことで仕事が楽しくなると実感しています。

【経営計画を作成しての感想　その3　膨張型の医院から脱却する決意】

経営計画書は5日間診療を離れ、一人でホテルに籠って作成しました。孤独な時間をつくって、自分に矢印を向け、開業から現在までのデータを見直すとともに自分が本当に目指してきたことや目指して行きたいことを考えてみました。

気づいたことは、自分は大学で10年以上補綴を学び専門医であることを自負していましたが、顧客満足と自己満足を比較すると後者に傾いていたこと、また地域医療を通して社会貢献をしたいといいながら社会のニーズを知ろうともしていなかったことです。

真新しい経営計画書が完成したときは物すごく嬉しくて、誇らしく思いました。

今年4月に初めての経営計画発表会をほぼ1日かけて行いましたが、その後スタッフの予期せぬ退職などで計画が大きく崩れてしまい、心の整理が済むまでは正直エネルギーが下がりました。しかし、もちろん作成してよかったことのほうが多いです。

理念やビジョンを明文化できたこと、目標を数値化できたこと、年間計画をカレンダーにできたこと、また、経営をどの方向に向けて発展させていこうかという方向性がつかめ、個人面談でスタッフに示せたことなどは大きな収穫でした。自分でつくって、自分で徹底していく中で初めて見えるものがあると思います。スタッフの生活を守ること、顧客満足を目指していくことを文章で表し、そのとおりに実行していくことで、自分のエゴを抑え、自分と組織を成長させ続けていきたいと思います。

【経営計画を作成しての感想　その4　自分がしたいことが明確に】

社長から経営計画を作成するとよいとのお話を受け、ホワイトエッセンスをここまで成長させてこられた坂本社長が教えてくださることだから、絶対にやるべきだなと思い、教わったテンプレどおりに自分なりに考えをまとめながらつくってみました。

生まれて初めての作業でしたが、まずは国語の部分、どんな歯科医院にしたいか、将来どんな人間がここにいてどんな規模になりたいかを自分に問いかけてみました。

すると、考えがかなりすっきりして自分がしたいことが明確になり、院内ではどのような変化が必要なのか、売上規模はどのくらいになれば夢が叶えられるのかが分かってきて、算数の部分である短期計画や中期計画も書けるようになっていきました。

経営計画に基づいた分業体制を敷いていくことで、効率的な医院経営が可能となり、患者様の不便を解消できますし、院長に依存しないで売上利益が上がるようになります。

患者様に喜んでいただける場所にするのは自分たち一人ひとりであるという気持ちが全員に浸透し、同じ方向を向いて進み出せたのは、まさしく経営計画を作成した成果かと思います。

また計画を見ながら診療していくと、この状況や人数だと、この時期にこのくらいの売上規模になるという、実態に即した正しい数字も見えてきました。

次年度はより実態に即した内容の計画ができそうです。

【経営計画を作成しての感想　その5　ワクワク感と達成感】

「トップは孤独になり、経営計画をつくり、それをスタッフに発表するのだ」

以前まで、焼いていただいた経営講義のCDを車で何度となく聞きながらも実行できずにいました。ようやく、初めての経営計画発表会を行ったのは、昨年です。

昨年度の経営計画書は、坂本社長の言葉をまる写しし、数字を羅列しただけのものでした。今振り返ると、自分自身の思いや、医院の将来像など具体的な形がなく、発表会をしただけで満足していたように思います。結果はスタッフにも響かず、発表会が終わると私自身も、経営計画のことは頭から消え、日常業務に追われ、うやむやに過ぎた1年でした。

今回は2回目の経営計画書をつくるにあたり、昨年の反省から入りました。じっくり自分と向き合い、今までの過程を振り返り、今後、本当にしたいこと（ビジョン）、つくりたい未来、共に歩む社員のことを盛り込むことができました。発表会もホワイトエッセンス本部の方式を取り入れました。外部取引先を招待、スタッフは正装で参加、永年勤続の表彰を行い、スタッフへの感謝の気持ちを伝えました。

私は、今後の進め方について考える中、現在の問題点、やりたいこと、やらなければならない順番の整理など、ワクワク感に包まれ心が熱くなり、開業前準備に追われた日々を思い出しました。発表会が終わった後は「やり終えた～」という達成感に包まれました。

スタッフは、会場の設定や外部の参加により、昨年とは比較にならない程、緊張感に包まれていました。司会、挨拶などいろいろな役割を決め担当してもらいましたが、直前に頼んだにもかかわらず、外部の方に恥ずかしくないくらい、立派に果たしてくれ、誇らしく感じました。

今回の経営計画発表会後の変化についてご報告します。

まず、スタッフは、今後の課題、方向性を共有することにより、自分達のことと受け止め、さっそく割り振りされた命令に、自分から行動を始めています。また会話にも数字が出てくるようになり、報告もされるようになり、お互いの役割を確認したようでした。

おそらく、昨年ずっと行ってきた規律教育が今回の発表への理解を深めてくれたのではないかと感じています。また、取引先は、面会時間を求めてくれるようになり、「自分達は、ここの部分をお手伝いしたい」と具体的な提案を持って来てくれ、外部への発信の重要性を感じました。

今回の経営計画発表会のために、私は社会人になって、初めての酒抜き、巣籠り、孤独な正月休みを過ごしました。でもその結果は昨年の「院長の独り言発表会」とは一転したと感じます。発表会終了後は、徹底が大事だと、毎週のＭＴＧで振り返りを行っています。この経営計画書を自分たちのものとして落とし込んでいきたいです。今後は毎年恒例の事業としていきます。ホワイトエッセンスに発表会の指導を受けたこと、また日ごろからのサポートに感謝して報告を終えたいと思います。

第X章　成長できるストーリーの法則

■成長のギフトとは？

太古の昔、まだ文字が発明されていなかった時代に、人としてのあり方は、長老や旅人たちからの口伝や壁画などによって人々に伝えられていました。

その際に、より相手に伝わりやすいように工夫されたのがストーリー（物語）です。

ストーリーには龍や鳳凰、日本でいえば鬼のような伝説の生き物が出てきます。龍や鬼は恐怖の象徴であり、鳳凰は復活して再挑戦することを意味するといわれています。

紀元前数千年前、まだ交流がなかったエジプトと中国の両方に龍と鳳凰が存在し、姿や形がほぼ同じであったことは、とても興味深いことではないでしょうか。

宗教も「なぜ人間はこんなにも苦しむのか」「どうすればこの苦しみから逃れられるのか」などの難題や戒律を神話として展開することで分かりやすく伝えています。

キリスト教のアダムとイブの禁断の果実や古代インドの輪廻転生などがそうです。

親が子供に「昔々…」と絵本を読み聞かせるのは、人としての考え方の教育です。

優れたストーリーは、登場人物に感情移入することができ、その人物の人生を追体験している気持ちになれます。

ストーリーの骨子は、たった一つのパターンに集約されます。

それは「弱点と欠陥を抱えた主人公が、外的な誘引により、ある欲求を持ち、ライバルと競ったり、仲間に裏切られながら、戦い抜き、最後にギフト（贈り物）を手にする」というものです。

1　主人公には弱点と欠陥があり、それを自覚している。
2　誰かから誘われる機会があり、志を抱き、旅に出る。
3　戦いの中で、勝ったり、負けたり、裏切られたりする。それでも旅を続ける。
4　最後にギフト（贈り物）を手に入れる。

悪役はこの逆で、自分の弱点や欠陥を直視せず、裏切りから立ち直れず人間不信です。自分がうまくいっていないときは、悪役パターンのストーリーを歩んでいます。

ギフトとは勝利、お金、名声ではなく、成長した主人公が今まで気づかなかった自分の弱点と欠陥に気づき、その修復のために戦うことで、気づくことができた境地です。

バスケットボールの人気漫画スラムダンクの桜木花道は感情的で切れやすい性格という欠陥、流川楓は天才プレイヤーでありながら心を閉ざしているという弱点を持っています。最終回は全国大会3回戦で敗れていますが、彼らにとってのギフトは勝利ではなく、弱点と欠陥を克服したことによるチームワークや仲間を信頼できる境地です。

感動するストーリーの鉄板法則は、人生でうまくいくための法則と同じです。

ストーリーの法則は、とても日常的なものです。「今日はどんな日だった？」「何があったの？」など、日常会話はストーリーを語り合っています。

また自分を語るのも経歴としてストーリーで語られることが多く、眠っているときでさえも、夢というストーリーを紡ぎます。

アメリカの調査で、病院勤務を単なる働き口だと思っているスタッフと、自分の仕事がどれだけ患者に貢献できているのかというストーリーを語れるスタッフでは、幸福度に大きな差があることが分かっています。

人は人生のほぼすべての面で自分を語るストーリーを持っていますが、それを意識的に組み立てることができたとしたら、どんな人生になるでしょう。

ストーリーは必ずしも現実世界を厳密に映したものではありません。

だからこそ、その想像力によって、人は成長の可能性を大きく高めることができます。

著名なマシュマロ実験は、スタンフォード大学のウォルター・ミシェル心理学教授が子供の自制心と、将来の社会的成功の関連性を調査したものです。186人の4歳の子供の前にマシュマロを1個置き「食べるのを15分我慢すればもう1個あげる」という実験を行った結果、我慢できた子供たちの将来は、そうでなかった子供たちよりも学業の成績がよく、周囲からも優秀な人と評価されることが多かったそうです。ここで興味深いのは我慢した子供たちに、どうやって我慢したのかを尋ねたところ、「マシュマロではなく、雲と思うようにした」「ぬいぐるみだと思い込むようにした」など、発想を変えるストーリーをつくり出していたのです。このようにストーリーは私たちの思考を支配します。

そんなストーリーは、主人公が自分の弱点と欠陥に向き合うところから始まります。

■弱点と欠陥とは何か

「弱点」とは、よりよい人生を送るために欠けていて、満たされなければならないものであり、具体的には、「自信がない」「人が怖い」「他人と比較してしまう」「人から嫌われたくない」「努力が継続できない」など、ほかにも様々なものがありますが、幼少期や思春期の出来事がコンプレックスになっていることが多く、親が偉大であったり、年の近い兄弟が学業、才能、人望、容姿などの面で秀でていると、劣等感を抱きやすくなります。

また親が厳しすぎると、その子供は自己肯定感が低く、自信を持つことができません。

「欠陥」は、本人の無意識の行動が他者を傷つけてしまうものです。具体的には「相手の勇気をくじく言葉を発してしまう」「被害者意識が強い」「ルールや規律を破って周囲に迷惑をかける」「利己的な行動を取ったり、嘘をつく」などがあります。

優れたストーリーに登場する主人公には致命的な弱点と欠陥が必ずあります。それによって視聴者や読者は「この人も私と一緒で完璧ではない」と感情移入することができます。

新興住宅地に引っ越してきた夫婦を主役としたドラマを描こうとすれば、この夫婦が最初から完璧な人間性であれば、誰も興味を持ちません。

その夫婦には様々な弱点（＝心理的なトラウマ）や欠陥（＝無自覚に相手を傷つける非道徳的な行為）があり、夫婦が最後のほうでようやくそれに気がつき、勇気を持って自己変革に挑戦する姿に視聴者は感動するのです。

オードリー・ヘップバーン主演のローマの休日のアン王女は、映画のラストの記者会見で自分のほうから記者団に挨拶にいき、堂々と自分の意見を述べますが、冒頭では皇族として世界を外遊しているものの公務にやる気を見せず、取り巻きの言いなりで、自分の意見や意思を持っていません。完全にコントロールされているお人形さんです。舞踏会の来賓にも相手から挨拶があるまで自分から動こうとせず、弱点と欠陥だらけの女性です。

美女と野獣の主役のベルは、美しく、読書家で、父親想い。一見、非の打ち所がないように見えますが、記憶にない母親から自分は愛されなかったのでは、という心の傷を抱えており、父親以外の人に心を開くことができません。村人から変人扱いされており、読書も知識を高めるというよりはフィクションストーリーばかり読んでいて、現実逃避しているのが分かります。

良質なストーリーは、主人公の弱点と欠陥が明らかに分かるからこそ、そこに共感できるのです。現実の世界でも院長先生が、自分の弱点と欠陥を直視する勇気を持ち、それを自覚し、自己開示できると、スタッフや取引先の協力を得やすくなります。

弱点と欠陥は自分よりも他人のほうがよく見えています。そのため弱点と欠陥に無自覚であったり、隠そうとすると、人間関係で問題が生じやすくなります。

また弱点や欠陥に気づいていても、そこから逃げていると、同じ問題が繰り返しやってきます。院長先生であればスタッフの勇気をくじく言葉を発したり、自分は正しいと思い込みすぎていて部下の話をしっかりと聞かない（聞いているフリをして共感していない）ことによってスタッフのやる気を下げてしまいます。これは院長先生が支配欲という欠陥を克服しようとしていないために起きる問題で、直そうとしない限り、スタッフのやる気を削いでいく行為が何度も繰り返されます。

自分の弱点と欠陥に向き合うことは勇気がいります。誰しもが自分に失望することは望んでいません。心理学の世界では「人生はゲームだと思い、真剣にやる必要はあるが、深刻にならないこと」を勧めています。自分の弱点や欠陥に蓋をせずに直視する勇気を持ちながら、それによって自分の人格を否定しないことが大切です。

その際に自己受容が大切になってきます。自己受容は自分の弱点や欠陥も含めてありのままの自分を受け入れることです。自己受容ができないと、他者に対しても否定的に見てしまい、人が怖いという感情に陥り、対人関係で苦労します。自己受容が深まると他者の欠点も含めて相手を好きになることができ、人間関係が円滑になります。

■誘因の出来事

ストーリーの法則では、主人公が自身の「弱点と欠陥」に無自覚なことによって、成長が止まっていたり、繰り返し同じ問題に直面することで身動きが取れないという試練が訪れます。そんな主人公は思わぬ出会いによって、運命に引き込まれる「誘引の出来事」に出会います。そこでは、小さな勇気と善意が試されます。

中世の英雄譚では魔法使いが変装した物乞いとして登場し、主人公に慈悲を乞います。魔女の宅急便の主人公であり、魔女見習いのキキは、迷い込んだ街のパン屋でお客様の忘れ物を届けたことで、そこの女主人に気に入られ、パン屋の2階で下宿させてもらえるようになり、魔女の宅急便の仕事を開始します。

スター・ウォーズでは、辺境の惑星で進学できずに塞ぎ込んでいた主人公のルークが、原住民の罠にはまり、売りに出されていたC-3POとR2-D2を救い出したことがきっかけで、伝説の騎士オビ＝ワンと出会うことができ、彼の運命は大きく変わり始めます。

特徴的なのは物語が始まって最初に出会う案内人は、主人公よりも能力が高かったり、経験が豊富だったりすることがほとんどです。

この場面で主人公は自分よりも無力で弱い者を助けるのではなく、自分よりも強い立場にある相手（院長先生でいえば自分よりも実績がある経営者や臨床家）に対して、今の自分にできる能力の範囲で一生懸命に行動していくことで道が開けます。彼らはやがて困ったときに助けてくれたり、相談に乗ってくれるなど、自分の師匠のような案内人となっていきます。

成功は本人の能力よりも、自分よりも力のある人物からの支援が影響していることは、いつの時代も、どんな国でも変わりません。このときに自我が未発達だと、自分を支援してくれる案内人ではなく、誘惑者に誘引されることになり、いろいろと支障をきたします。

自我とは、自分が思っている自分のことです。成熟した大人の自我を持っている人は、満足感、安心感、愛情、帰属意識、自己実現を求める気持ちを持ちながら、自分の要求と他人の要求との調和を図ったうえで、周囲に貢献していくことができます。

健全な環境で育った子供は大人たちが自分を守ってくれる存在だと信じて疑うことがなく、世の中を探索して人との上手な交流方法を身につけていくことに専念できます。

ところが、そうでない環境で大人になると、自分が共感できる価値観を持った人としかつき合うことができないようになります。

つまり案内人と出会っても、その人物に共感できず、誘惑者になびくわけです。この誘惑者は過保護な親であったり、配偶者であったり、時には師匠のような存在（＝悪い師匠）である場合もあります。誘惑者に共通しているのは、自分の支配下に置き、依存させたいのです。

自我が未発達だと、自分と他者の間に境界線がなく、相手に「自分と同じ気持ちでいてほしい」ということを求めるようになり､相手がそうでないと知ると失望します。このような人は、誘惑者にそそのかされやすくなります。

スター・ウォーズでルークの父親であるアナキンは、恵まれた体躯、明晰な頭脳、抜群の運動神経に加えて、フォースという超能力も桁外れです。ところがジェダイ騎士の幹部たちは、アナキンを見習いから卒業させようとしません。それは彼の自我が未発達で、承認欲求の塊のような存在だからです。そんなときに悪の皇帝から、アナキンは才能を認められ、「お前が正しい、周りが悪い」という言葉を信じ、ダークサイドに転落します。ダース・ベイダーとなったアナキンは恐怖によって統治を果たそうとし、逆らう者を次々と抹殺していくようになります。

ピノキオで登場したキツネやネコも典型的な誘惑者です。ピノキオにとっての案内人はコオロギですが、いろいろと助言してくれるのに、うるさいとしか思わず、遠ざけるようになります（原作ではハンマーで殺してしまいます）。誘惑者のキツネとネコはピノキオを褒めまくり、彼らを信じたピノキオは騙されてサーカスに売り飛ばされてしまいます。ピノキオは酷い目にあったにもかかわらず、甘い言葉を投げかけてくれ、楽しい誘いをしてくる彼らに再び騙され、遊びの島に連れて行かれて、ロバになって売り飛ばされそうになります。

千と千尋の神隠しではお金の亡者のカオナシが誘惑者にあたります。カオナシは手のひらにいっぱいの砂金で千尋に近づこうとします。もし千尋がここでそれを受け取っていたら、現世に戻ってもお金のために働くようになっていたことでしょう。

院長先生であれば耳が痛いことをいう案内人を避け、耳に心地がよいことをいってくる人物を信用してしまうと、間違った経営の意思決定をしてしまいます。

■成長とともに変化する欲求

スター・ウォーズのルークの最初の『欲求』は宇宙の冒険の旅に出たいというものでしたが、物語が進むにつれて、自分を律し、宇宙平和のために戦うようになっていきます。

ラストでは自分をずっと苦しめ続けてきた父親を救済しようとし、悪の皇帝を倒すためのライトセーバー（剣）を手放します。力による勝利は新たな権力闘争をつくり出しかねず、父を真の意味で救い出すことはできないというルークの心境を象徴しています。

これは子が親を超えるというイニシエーション（通過儀礼）です。親が偉大なことによってコンプレックスを抱いていたり、逆に親の弱点や欠陥を許せないでいると、親との競争や復讐のために人生を過ごすことになります。

一方で親を許し受け入れることができたときに、その子供は様々な束縛から解き放たれ、自分の人生を自由な精神で歩むことができるようになるといわれています。

院長先生の中で父親が偉大であったという尊敬心を持つことはよいことですが、それが強すぎると自分の人生を歩めません。また父親に許せない行為が過去にあったとしても、それを引きずっているとやはり自分の人生を歩めないのです。

ローマの休日のアン王女は宮廷を脱出して庶民としてローマの街を散策します。このときの彼女の『欲求』は「側近の操り人形から逃れて自由になりたい」でした。

そして自由を求める『欲求』から、周囲が期待する振る舞いをやめ、自分の意思で公務を果たそうという『欲求』へと変化していくことになります。

いずれのストーリーでも『欲求』が利己から利他へと変化しているのが分かります。なぜ、『欲求』が利他的になっていくのかというと、人は自分のためよりも誰かのためのほうが頑張れるからです。人類だけが家族ではない他人に対して、家族と同様のコミュニティ意識を持ち、そこに貢献したいという意欲を持つことができます。

もし人生の意義が自分の快楽の追求、心地のよさ、安心感を求める旅だとすれば、決して心が満たされることはないでしょう。

私たちは「生活のために働く」「人に勝ちたい」「嫌われたくない」という利己的な『欲求』から、「社会に貢献したい」「人を育てたい」「お客様を感動させたい」「仲間に恩返ししたい」という利他的な『欲求』へと成長変化することで、若々しい精神であり続け、体も疲れにくくなるといわれています。

ミシガン大学で公衆衛生学を教えるヴィクター・J・ストレッチャー博士は「自我は自分を守る役割を担っていて、何かの脅威に直面したときに『逃げろ』と命令するものだが、人は自分よりも大きな目的のために一心不乱になると、自我が縮小し、恐怖や不安などの防御メカニズムが効かなくなって驚くほどの力を発揮できるようになる」といいます。

たとえ利己的でも、初めのうちは成功することができますが、利己主義の人は長い目で見れば周囲を破壊していきます。また利己的な目標は燃え尽き症候群に陥りやすく、「自分が一人前になった」と思った瞬間から仕事への情熱を失っていきます。

■欲求を叶えるための「計画」の重要性

ストーリーの法則では、登場人物は「大きな欲求」を叶えるために『計画』を立て、『トレーニング』を開始します。

スター・ウォーズでは、姫を救出する最初の『計画』は、殺人もいとわない凶悪な船乗りたちがひしめく酒場の中で、機転が利くタフな船長を雇うことでした。帝国軍という強大な悪と戦うためには、品行方正な船長では乗り切れないと判断したためです。

そしてルークは師匠オビ＝ワンのもとでフォースの修行というトレーニングに入ります。

成長したいという欲求を叶えたいのであれば、『計画』と『トレーニング』が必須です。医院経営でいえば、経営計画と計画を叶えるための自己育成です。

スタンフォード大学の心理学者キャロル・S・ドゥエック氏によると、成長できない人は、「自分の能力や環境のせい」にし、成長する人は成果が出ないときに「計画不足のせい」「自分の努力不足のせい」にするといわれています。

ちなみにメタ認知力が低い人は、自分は努力していると思いがちです。

目標とは、欲求を数字化したものですが、ざっくりと『計画』しているだけで目標達成率が40％も上昇するといわれています。

ここで効果的な計画を立てる3つの考え方をご紹介します。

1つ目は、『貢献にフォーカスした計画』です。

調査によると、成果が低い人は、自分の収入のために計画を立て、成果が高い人は顧客や仲間をどうやって喜ばせようかを考えて計画を立てる傾向にあるそうです。

そして研究の結果、自分の仕事が相手によい影響を与えていると思えれば、精神的にも肉体的にも疲れにくくなることが分かっています。

2つ目は、『成長目標』を設定するということです。

目標の高さは「今の自分の能力で、何をどこまでできるか」ではなく、「今の自分に足りないものを直視し、これから何ができるようになりたいか」を目標設定します。すると今の自分と達成したときの自分の差が見えてきて、やるべきことが明確に見えてきます。

3つ目は『現実の自分を直視しながら、障害予測と対策を立てる』ということです。

目標を達成できると信じることは大切ですし、成功した自分を考えることは楽しいことでしょう。同時に「目標を達成するには、大変な努力を継続することが必要」という考えがとても大切です。

時々「自信をつけたい」という言葉を聞きます。「自信はないよりもあったほうがいい。大きな夢を持ったほうがいい」というのが一般的な考えです。

ところが脚本家のエリック・バーカーは、必ずしも自信や夢はプラスに作用するとは限らないといいます。人は自信があることで気分がよくなるため、自信を高めることを望みますが、自信は自己陶酔を生み、現実を受け入れられなくなるからです。

また自信があると、「自分は答えを知っている」と思い込み、他者の意見に耳を傾けないようになります。さらに否定的でありながらも有益なフィードバックを避けたがる傾向にあり、自己の価値を証明することに執着します。ところが本人はそんな自分の欠陥に気づかないため、いつまでも自分を改善することができません。

人間の脳は現実と非現実の区別をすることが苦手です。レモンや梅干しの実体がなくても想像するだけで唾が出るように、現実の自分の弱点と欠陥を直視せずに、理想の自分を妄想していると、努力をあまりしなくても、脳が「自分はできている」というように錯覚するため、努力をしなくなってしまいます。そして努力不足にもかかわらず理想の自分が存在するかのように思い込み、現実と理想の隔たりに劣等感を抱くことで勇気を失っていくようになります。

子供が自信たっぷりに話すのは、世の中が分かっていないため自分の能力にお門違いの評価をするためです。これは「ダニング＝クルーガー効果」と呼ばれ、経験の浅い者ほど、物事を達成するのがどれだけ困難か分かっていないので自信満々でいられたりします。効果的な計画の立て方は、目の前に横たわる課題や困難から逃げずにしっかりと見つめることであり、起こりうる最悪の事態や様々な問題を予見し、「もし、Xが起きたら、Yで対処しよう」というようにあらかじめ決めておくことです。

人は前もってどんな障害があるのか予想し、克服法を考えておくと、状況をコントロールできていると感じます。この『コントロール感』は、私たちのやる気を高めることが証明されています。自分でハンドルをしっかり握れていれば、物事はそれほど恐ろしくないからです。

ところが、楽観的な人や自信家の人は、『計画』に際して、障害の予測が甘いのです。

そもそも計画どおりにいくことはまれです。「体調を崩す」「家族への支援が必要になる」「自分のメンタルコントロールができなくなる」「想定よりも自分は覚えが悪い」「周囲の協力を得られない」など、様々な障害が立ちはだかります。

「どんなことが生じると、自分はメンタルコントロールができにくくなるのか」を具体的に予想し、その対策を考えておけば、障害を乗り切ることができます。

「もし、今日中に○○ができなかったら、明日の10時までに絶対に終わらせよう」というように、行動すべきことができてなかった場合の代替プランがあると、挫折せずに継続できるようになります。

障害予測と対策計画を立てなかった人の計画実行率が31％に対し、立てた人は91％です。このような計画があれば、実際に問題が起きても粘り強くことにあたれるため、成長しやすくなります。

■「トレーニング」に対する考え方

『トレーニング』とは、『計画的な訓練』のことです。

院長先生の立場であれば、経営計画を作成したうえで、自己育成やスタッフ育成を継続実施していくことが『トレーニング』にあたります。

人は『トレーニング』を重ねていきながら、「どこまでやり遂げたのか」と「後どれだけやらないといけないか」という両方の考えが頭の中で行ったり来たりすることになります。

シカゴ大学のミンジョン・クー心理学博士は、「どこまでやり遂げたのか」という『これまで思考』が、「後どれだけやらないといけないか」という『これから思考』よりも強いと、達成感が出てしまって気が緩み、ほかの目標に目がいってしまうといいます。

そして『これまで思考』が強いとやりかけの目標ばかりでどれも達成できていないという事態になるそうです。学生への実験で「まだ52%残っている」と告げられたグループは、「48%できた」と告げられたグループよりも成長率が明らかに高かったそうです。

1960年代にスタンフォード大学のキャロル・S・ドゥエック博士は、途中で諦めてしまう人に共通する考え方には、「自分とは違う考え方の人に警戒心を抱く」「困難を避けたがる」「学習能力や成長は自分の力ではどうにもならない」などがあり、一方で成長する人は「練習すれば成長する」「自分を追い込むのをいとわない」「失敗を教訓」として考える傾向にあるそうです。

また、やり抜くことができる人は「大丈夫、大丈夫」と自分に励ます言葉を投げかけているといいます。人は毎分頭の中で様々な言葉をつぶやいていますが、その中には「きっとできる」「これはどうしてもやり続けなきゃ」「もうちょっとでコツが分かりそう」というポジティブな言葉もありますが、「私には向いていない」「もう、無理」というネガティブな言葉も含まれています。前向きな言葉は、私たちの精神的な強さややり抜く力に大きなプラスの影響をもたらすことが分かっています。まさしく、自分自身に語りかけるストーリーによって、やり抜く人になれるのか、悲観主義者になるのかが決まっていくということになります。

■試練への挑戦と仲間（組織）をつくる

ストーリーの法則では、主人公は何度も試練に遭います。

これらの試練は、アクシデントのように偶然に主人公に降りかかるものではなく、主人公が自ら挑戦することで、成長のために乗り越えるべき壁として立ちはだかります。

そして主人公が試練に挑戦していく過程で、その姿に共感した人が、やがて『仲間』として協力してくれるようになります。

『仲間』は友達とは違い、あなたの成長を助けてくれるような存在です。

しかし『仲間』たちは最初から主人公に協力的なわけではありません。

スター・ウォーズで海賊船の船長であるハン・ソロは、主人公のルークと命がけでともに戦うようになりますが、しばらくの間は、ルークを馬鹿にしていました。師匠となるヨーダは、言い訳が多く、衝動的なルークの性格を見抜き、弟子になることをなかなか認めようとはしませんでした。

週刊少年ジャンプの主人公は、聡明とはいえず、強さも最強とはいえなかったりします。

その代わり、誰よりもビジョンと勇気があり、行動力があり、そして仲間想いです。

頭がよい人、力の強い人などが、主人公を助ける仲間となっていきます。

主人公は周囲が共感できるビジョンを抱き、様々な試練に阻まれても腐ることなく、圧倒的な行動力で試練を乗り越えるための努力を継続していきます。周囲は主人公のスキルや才能ではなく、愚直なまでに諦めない姿勢に心を打たれて『仲間』になっていきます。

様々なストーリーの中で、最初から器用にこなして、早々に結果を出していく登場人物が時々いますが、大抵は主人公にいずれ追い抜かれる脇役か、主人公の邪魔をする悪役になります。

院長先生にあてはめればリーダーシップを発揮するにあたって、重要なことは頭のよさ、知識の豊富さ、技術の高さなどではありません。

院長先生が社会に貢献していきたいという強い気持ちを持ち、圧倒的な行動力で努力を継続していくことで、その姿勢に共感した素晴らしい『仲間』が次第に増えていくようになります。

映画、ドラマ、小説などあらゆるストーリーでは、そのテーマが戦いであっても、恋愛であっても、仕事であっても、主人公が絶対に勝てないような強力な能力を持った『ライバル』が現れます。主人公は『ライバル』との初戦で徹底的な敗北を喫します。時には『仲間から批判』の集中砲火を受け、火だるまになることもあります。

あなたは、他の開業医に対して敗北感を感じることがあるかもしれません。また一生懸命に取り組んでいるにもかかわらず、『仲間』だと思っていたスタッフから批判され、傷つくことがあるかもしれません。

なぜ、『仲間』から批判されるのかというと、主人公が最初に抱く欲求が利己的であったり、欲求を叶えるために顧客や『仲間』の気持ちを踏みにじり、勝利に取りつかれた暴君のように一心不乱になることが多いからです。そこで『仲間』たちは「あなたを手伝うつもりはあるが、あなたのやり方は間違っている」というメッセージを出すのです。

このとき、主人公の気持ちはどん底です。もはや復活は難しいのではないかと思えるくらいに打ちのめされています。しかし、そこから立ち直って、最後に勝利するからこそ、ドラマチックなストーリー展開となり、読者や観客はエキサイティングするのです。

したがって、「頑張った結果、敗北したり、批判を浴びて、どん底状態を味わう」という体験は、成長するための通過点として必須です。

きれいごとをいって努力を継続できない人よりも、たとえ利己的な欲求でも、そこに向かって真摯に努力を継続できる人が、その利己性によって周囲から打ちのめされた後、大いに反省して大きく成長できるのです。多くのストーリーにおける主人公の初期段階の成長はまさしくここにあてはまります。

成長する主人公は、『ライバル』や『仲間からの批判』によって、最初は嫉妬心を抱いたり、失意を感じながらも、それを素直に受け入れることで、ようやく自己の本当の『弱点』と『欠陥』に気がつき始めます。

『ライバル』に負けたときや『仲間から批判』されたときに、腐ることなく、成長するための試練だと思えるのか、相手を恨んだり、自分はかわいそうな人だと思うのかがストーリーの分岐点となります。

そもそも、『ライバル』や『批判者』は、どうでもよい存在の前には現れません。

一生懸命に走っている人には、向かい風による抵抗が起きます。

あなたが勇気を持って行動しているから、誰よりも努力しているから、ライバルや批判者が現れるのです。

したがって、ライバルや批判者が現れるということは、成長に向かって順調にストーリーが進んでいる証です。だからそんなときは「おー、きた、きた」と思えばいいのです。

ストーリーの終盤では、一見、敵だった人が実は素晴らしい『仲間』になる支援者だったり、ずっと『仲間』だと思っていた人が敵だったということがよくあります。

主人公は成長するに従って、辛口だけれども本当に自分のことを案じてくれている『仲間』と、『仲間』のふりをした敵や誘惑者を見抜けるようになっていきます。

もしもあなたが、悪意のある批判を受けたときに、何よりも自分の行動が良心に基づいていると思えば、その批判に耳を貸す必要はないでしょう。

相手はあなたを嫉妬していたり、脅威に感じているだけです。

批判者は、あるときは部下であり、あるときは家族、上司、先輩、友人、同業者かもしれません。

院長先生は、時としてスタッフの心ない態度に心がくじけそうになるときもあると思いますが、貢献のビジョンを持った経営計画を熱心に作成し、それを叶えるために一生懸命に努力していると、その姿勢に心を打たれ、応援してくれる『仲間』が現れ始めるということを、様々なストーリーは教えてくれます。

■決戦と学び

ストーリーの法則は、『欲求』を叶えるための『計画』を立て、懸命に『トレーニング』を重ねることで、支援するための『仲間』が増え、『ライバル』との戦いや『批判』を乗り越えて、いよいよドラゴンとの決戦に望みます。

ドラゴンとは、自分の『弱点』や『欠陥』のことです。

主人公はこれまでの経験を通して、自分の『弱点』や『欠陥』に気づき、それを修復するだけの力を身につけています。つまりドラゴンとの決戦に向けての準備が整ったのです。

この決戦は主人公にとって苦痛を伴う強烈な体験になることが少なくありません。決戦で戦う相手は、ライバルのような人間ではなく、自分の内面の弱さだからです。

主人公はこの決戦を通して、「自分は何者なのか」という大きな発見をすることができます。それまで被っていた殻をすべて脱ぎ捨て、隠しながら生きてきた真の自分を初めて直視することになります。

見事、ドラゴンを倒すと、以前よりも高次の欲求が芽生えていることになります。光に照らされた自分を発見でき、心の中は以前よりもバランスが保たれ、人間関係を構築する能力も高まっています。そしてより適切な行動をしようと決意し、新たな成長の物語へと旅立ちます。

ストーリーの法則が、あなたの医院経営の参考になれば幸いです。

読者特典

オーディオブック

音声でもお楽しみ下さい

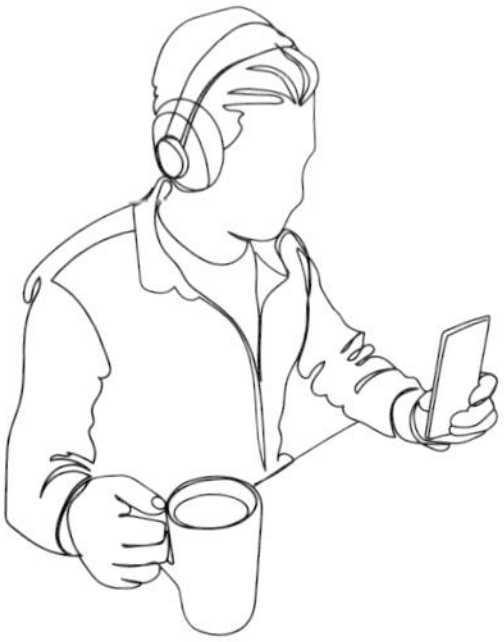

本を聞く

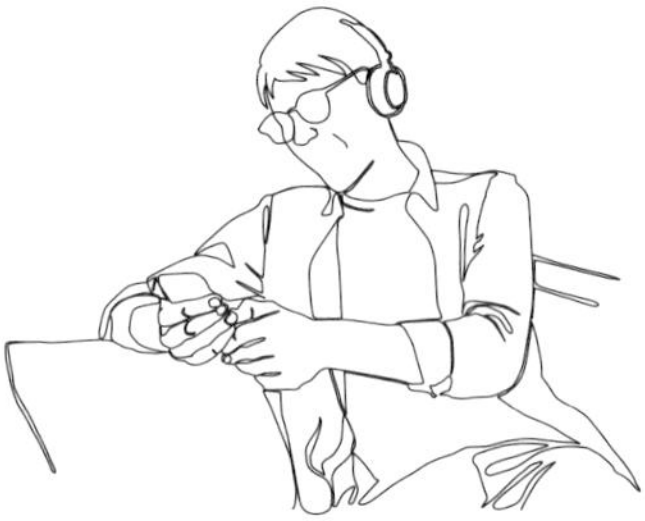

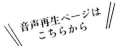

音声再生ページはこちらから

◆ 移動時間でも学習できる

◆ 音声で理解を深める

▸ PCは下記URLからアクセス

https://www.whiteessence.co.jp/managementbook/audio/

※再生可能期間は、2025年5月末までとさせていただきます。
※お使いのブラウザ環境によっては、再生できない場合がございます。
※音声に関するお問い合わせは下記までお願い致します。

ホワイトエッセンス株式会社
sales_div@whiteessence.co.jp

著者略歴

坂本佳昭（さかもとよしあき）
ホワイトエッセンス株式会社　代表取締役

1966年1月生まれ。
医療機器メーカーを経て、
2003年にホワイトエッセンス株式会社を設立。
2014年にホワイトエッセンス加盟院100院を突破。
2015年以降、数々の著書を出版。
「健康者が笑顔を求めて、自費で通う歯科医院つくり」
「歯科衛生士が主役のデンタルエステという、はたらきかた」
「院長依存から脱却できる医院組織のつくり方」では、
大手書店ビジネス書ランキング1位を獲得。
2022年にホワイトエッセンス加盟院240院を突破。
経営の原則、時流をとらえた経営手法が注目され、
業界内外での経営コンサル・取材・講演実績多数。

QUINTESSENCE PUBLISHING
日本

技術と売上だけでは、幸せになれない！
お金《かね》と人《ひと》で悩《なや》まない歯科医院経営《しかいいんけいえい》の原則《げんそく》

2022年6月10日　第1版第1刷発行
2024年5月10日　第2版第1刷発行

著　　者　坂本佳昭《さかもとよしあき》

発 行 人　北峯康充

発 行 所　クインテッセンス出版株式会社
東京都文京区本郷3丁目2番6号　〒113-0033
クイントハウスビル　電話(03)5842-2270(代表)
(03)5842-2272(営業部)
(03)5842-2276(編集部)
web page address　https://www.quint-j.co.jp

印刷・製本　株式会社創英

Printed in Japan
ISBN978-4-7812-0878-7　C3047